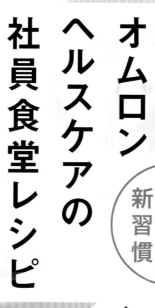

オムロン ヘルスケアの 社員食堂レシピ

血圧を下げる新習慣

オムロン ゼロイベントランチ
プロジェクト

青春出版社

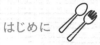

オムロン ヘルスケア社員食堂の体においしいメニュー

現在、日本には4300万人いると言われている高血圧患者。その予防と改善には、減塩が効果的だということはよく知られています。

しかし、いくら体にいいとわかっていても、減塩生活を続けている人からは、「薄味で物足りない」「おいしくない」という声をよく聞きます。

そんな方々にご紹介したいのが、オムロン ヘルスケアの本社社員食堂で提供している「減塩ランチ」です。

オムロン ヘルスケアはこれまで、健康維持や病気の治療に役立つ、さまざまな健康医療機器やサービスを開発してきました。なかでも家庭用血圧計は 2016 年に全世界での累計販売台数2億台を突破、現在は110 以上の国や地域で販売され、世界シェア No.1* となっています。

「血圧計と言えばオムロン」として広く認知されるようになり、社員自らが率先して血圧をコントロールしていこうという目標を掲げて取り組んでいく中で、減塩ランチは生まれました。

社員の間で大人気のこのランチは、減塩と気づかないほどしっかりした味なのですが、それだけではありません。同時に塩分排出効果のあるカリウムがたくさんとれるように工夫された、おいしい健康メニューなのです。

残念ながら社員しか食べられないこの減塩ランチを「ぜひ食べてみたい」というお声を多くいただくようになりました。そこでこの本では、数あるメニューの中から人気メニューを厳選し、そのレシピをもとに材料や分量を家庭向けにアレンジしてご紹介します。

1食あたり、食塩相当量は 2.5g 以下に、カリウムは 900mg 以上を目安に、エネルギーは 500kcal 台になっています。血圧にいい新習慣として、ぜひご家庭で取り入れていただければ嬉しく思います。

*シェア No.1：株式会社富士経済「グローバル家電市場総調査2016」(2015年実績)による

『血圧を下げる新習慣　オムロン ヘルスケアの社員食堂レシピ』　　目次

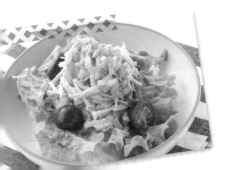
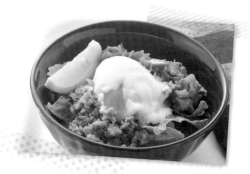

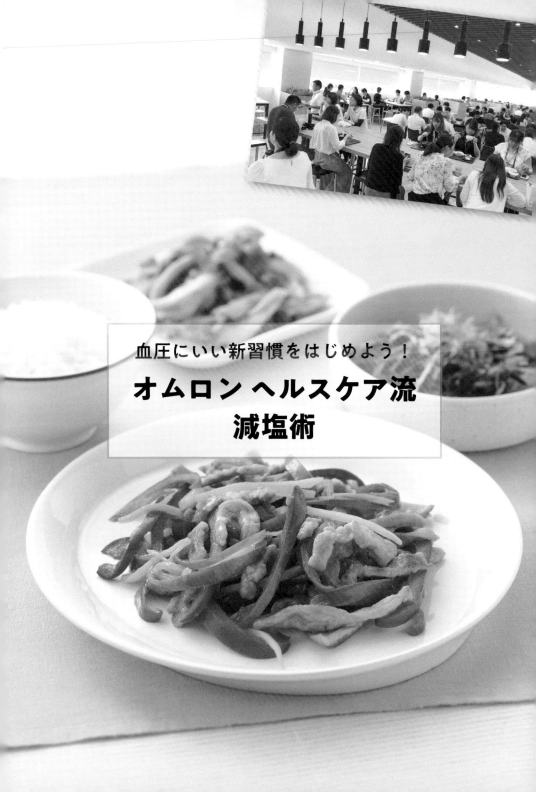

血圧にいい新習慣をはじめよう！

オムロン ヘルスケア流
減塩術

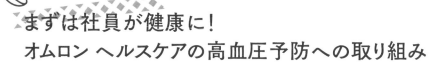

まずは社員が健康に！
オムロン ヘルスケアの高血圧予防への取り組み

社員全員の血圧を基準値以下にするチャレンジ

　オムロン ヘルスケアは、高血圧による脳卒中や心筋梗塞といった「脳・心血管疾患（イベント）」の発症をゼロにすることを目標にしています。

　そのために、「まずは社員がお手本になろう」ということで 2017 年からはじまったのが、「オムロン ゼロイベントチャレンジ」です。

　高血圧の予防・改善には、自分の血圧を把握するとともに、減塩、肥満の改善、節酒（飲酒している人）、禁煙などが有効なことがわかっています。そこで「オムロン ゼロイベントチャレンジ」では、

　◎毎日朝晩、自宅で血圧を測定し、家庭血圧を把握する

　◎血圧値の平均が、家庭血圧の基準（最高血圧または収縮期血圧135㎜Hg、最低血圧または拡張期血圧 85㎜Hg）を超えた場合には、保健師の資格を持った社員がアドバイスをおこなう

といったことのほかに、運動習慣が定着するようウォーキング企画を年1回開催し、社員全員が毎日歩数を競いながら楽しんで運動する取り組みもおこなっています。

　社員食堂の減塩ランチも、この「オムロン ゼロイベントチャレンジ」の一環としてスタートしました。

減塩レシピはこうして生まれた

　社員全員が血圧を適正にコントロールするために、会社はどんな機会を提供できるだろうか──オムロン ヘルスケアの減塩ランチはそんな思いから生まれました。

　減塩生活で大切なのは、なんといっても「続けられること」です。そ

こで、減塩でも物足りなさを感じることのないよう味付けを工夫。同時に、単なる減塩ではなく、塩分摂取と正しく向き合う工夫をこらし、オリジナルの減塩レシピを考案しました。和食はもちろん、中華やパスタなど、バリエーションも豊富で、1日50食限定の日替わりランチとして、毎日完売するほどの大人気となっています。

健康長寿に血圧管理はとても重要

　ここで、血圧の基準値について、改めて説明しておきましょう。

　血圧には、心臓が収縮し血管にもっとも強い圧力がかかっているときの値である「収縮期血圧（上の血圧）」と、心臓が拡張しているときに血管にかかる圧力の値である「拡張期血圧（下の血圧）」があります。

　これらの血圧の値のうち、家庭で測った収縮期血圧が135mmHg以上の場合、または拡張期血圧が85mmHg以上の場合、あるいはこれらの両方を満たす場合、高血圧と診断されます。

　高血圧には目立った自覚症状がありません。しかし放置しておくと動脈硬化が進行し、脳卒中や心筋梗塞だけでなく、腎臓病など重大な病気になるリスクが高まるため、「サイレント・キラー（静かなる殺人者）」と呼ばれています。日本人の寿命は年々延びていますが、健康寿命を延ばすためにも、高血圧の改善はとても需要なのです。

血圧値の分類（成人血圧）

単位：mmHg

分類	診察室血圧			家庭血圧		
	収縮期血圧		拡張期血圧	収縮期血圧		拡張期血圧
Ⅲ度高血圧	180以上	かつ／または	110以上	160以上	かつ／または	100以上
Ⅱ度高血圧	160〜179	かつ／または	100〜109	145〜159	かつ／または	90〜99
Ⅰ度高血圧	140〜159	かつ／または	90〜99	135〜144	かつ／または	85〜89
高値血圧	130〜139	かつ／または	80〜89	125〜134	かつ／または	75〜84
正常高値血圧	120〜129	かつ	80未満	115〜124	かつ	75未満
正常血圧	120未満	かつ	80未満	115未満	かつ	75未満

（高血圧治療ガイドライン2019による）

病院で測るものを診察室血圧、家庭で測るものを家庭血圧としている。

おいしく食べて血圧も管理
「オムロン ヘルスケア流減塩術」とは

減塩でも「物足りない」と言わせない味付けの秘密

　減塩メニューを考案する際、一番に考えたのは、減塩にこだわるあまり薄味にならないようにすることでした。そこで、1食あたりの食塩相当量は 2.5g 以下を目安にしつつ、血圧が気になる人はもちろん、正常血圧の人もおいしく食べられるよう工夫しました。具体的には、

◎香味野菜（しょうが、にんにく、セロリなど）

◎スパイス（カレー粉、こしょう、山椒、唐辛子など）

◎酸味の強いもの（酢、レモン、ゆずなど）

◎うま味の強いもの（だし、トマト、しいたけなど）

といった味がしっかりしているものを取り入れることで、減塩でも食べごたえのある味が実現しました。

ナトリウム排出効果があるカリウムにも注目

　減塩ランチのもう1つの特徴は、ミネラルの1つであるカリウムに着目し、食塩摂取とのバランスを考えている点にあります。カリウムには、腎臓でのナトリウムの再吸収を抑え、尿中への排出を促進することで、血圧を下げる働きがあります。

　カリウムは、ほとんどの食品に広く存在するミネラル成分ですが、特にアボカド、バナナ、メロンなどの果実類、ほうれん草などの野菜類、さつまいもなどの芋類、大豆や小豆などの豆類、魚類、肉類に多く含まれています。こうしたカリウムの多い食材を取り入れるとともに、水溶性であるカリウムがなるべく失われないよう、調理の際にはゆでこぼさず、蒸したり煮汁ごととれるよう、手順を工夫しました。

　ちなみに減塩ランチでは、主菜だけでなく副菜や汁物を含めた1食分

のメニューで、900mg以上のカリウムがとれるようにしています。そのため、メニューを単品でとるのではなく、定食形式でとっていただくことをおすすめします。

カリウムを多く含む食材（食品 100g 中）

単位：mg

豆類	納豆	660	海藻類	ひじき（乾）	6400
	大豆（ゆで）	530		まこんぶ（乾）	6100
	いんげん豆（ゆで）	410		とろろこんぶ	4800
	豆乳	190		あおさ	3200
芋類	さといも	640		焼きのり	2400
	やまといも	590	魚類	さわら	490
	さつまいも	480		まだい	440
	ながいも	430		紅さけ	380
	じゃがいも	410		まあじ	360
野菜	切干大根（乾）	3500		まさば	330
	ほうれん草	690		まいわし	270
	にんにく	510	肉類	豚ヒレ肉	430
	小松菜	500		鶏ささみ	410
	枝豆（ゆで）	490		鶏むね肉（皮なし）	370
	かぼちゃ	450		豚もも肉	350
	カリフラワー	410	果物	アボカド	720
	ブロッコリー	360		バナナ	360
	トマト	210		メロン	350
きのこ類	干ししいたけ（乾）	2100		キウイフルーツ	290
	きくらげ（乾）	1000	種実類	ピスタチオ	970
	しめじ	370		落花生	770
	エリンギ	340		アーモンド	740
	えのきたけ	340		カシューナッツ	590

＊「日本人の食事摂取基準（2020年版）」では、体内のカリウムバランスを維持するために適正と考えられる値を目安量として設定しています。18歳以上の男性では1日2500mg、女性では1日2000mgです。

＊カリウムの過剰摂取の害は、普通の食生活ではほとんどありませんが、腎機能が低下している方などはカリウム摂取に制限のある場合があります。そのような方は、必ず医師に相談するようにしてください。

1日の中で帳尻を合わせる!
つらくない減塩のコツ

そもそも、日本人は食塩をとりすぎ?

　ところで、私たちは1日にどれくらいの食塩をとっているのでしょうか。

　日本人の食塩摂取量の平均値は1日 10.1 g。男女別でみると、男性は 11.1 g、女性は 9.3 gとなっています(「平成 30 年　国民健康・栄養調査」より)。

「日本人の食事摂取基準(2020 年版)」では、一般の人の食塩摂取量は、男性は1日 7.5 g未満、女性は1日 6.5 g未満とされていますから、男女ともに食塩摂取量が多いことがわかります。

　さらに言うと、欧米の国々では1日6 g未満としているところもありますし、WHO(世界保健機関)はなんと1日5 gを目標としています。

　こうした世界的な減塩の流れもあり、日本高血圧学会では、血圧が正常な人でも1日の食塩摂取量を6 g未満にすることをすすめています。健康のためには、1日6 gを目標に食事内容を組み立ててみてはいかがでしょうか。

1日の食塩摂取量6gを目標に

　この本で紹介しているメニューの食塩量は1食 2.5 g以下ですから、それを1日2食とるとすると、食塩量は5 g以下になります。残りの1食は朝食などで食塩1 g程度に抑えるようにすれば、1日6 gは十分達成可能です。

　例えば、食パン(6枚切り)1枚の食塩が 0.8 gなのに対し、ごはんの食塩は0 gです。ただし、これに漬物が加わると食塩摂取量が増えますから、少量にするか控えます。

　みそ汁は、具だくさんにすればその分汁が減り、減塩につながります。

しょうゆを減塩タイプのものに替えたり、容器を工夫するなどして、使いすぎないようにするのもいい方法です（スプレータイプの容器なども市販されています）。

　また、ハムやソーセージなどの加工食品、レトルト食品や冷凍食品、外食などは食塩が多く含まれている傾向があります。摂取する量はなるべく控えめにするようにしましょう。

カロリー、カリウム量は「ごはん」で調整

ごはん（白米）

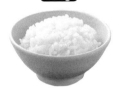

100 g
エネルギー：168 kcal
塩分：0 g
カリウム：29 mg

120 g
エネルギー：202 kcal
塩分：0 g
カリウム：35 mg

150 g
エネルギー：252 kcal
塩分：0 g
カリウム：44 mg

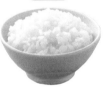

ごはん（白米）を麦飯にすると、より多くのカリウムをとることができます

麦飯

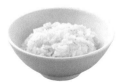
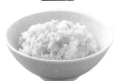
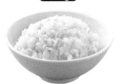

100 g
エネルギー：153 kcal
塩分：0 g
カリウム：44 mg

120 g
エネルギー：184 kcal
塩分：0 g
カリウム：53 mg

150 g
エネルギー：230 kcal
塩分：0 g
カリウム：66 mg

麦飯の作り方

【材料（作りやすい分量）】
米……2合　押し麦……100 g
【作り方】
1 米は水で洗い、炊飯器に入れる。2合の目盛りまで水（分量外）を加え、さらに押し麦と水1カップ（分量外）を加えて軽く混ぜ、約30分浸す。
2 通常通りに炊き、全体を混ぜる。

減塩レシピをつくる前に

○計量の単位は、大さじ1：15㎖、小さじ1：5㎖、1カップ：200㎖を基準にしています。

○食塩小さじ1は約6gとなります。より正確に食塩を計るには、小さじ1/2、1/4の計量スプーンを使うことをおすすめします。

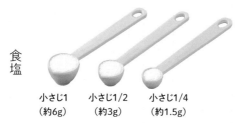

食塩

小さじ1　　小さじ1/2　　小さじ1/4
（約6g）　　（約3g）　　（約1.5g）

○材料の分量で「g表記」されているものは、皮や種などを除いた正味の分量です。

○電子レンジの加熱時間は、600W出力の場合の目安です。

○電子レンジやオーブントースターは機種により加熱具合が違うため、様子を見ながら加熱してください。

○各料理の栄養価は、「日本食品標準成分表2015年版（七訂）」（文部科学省）のデータをもとに記載されている材料で算出しました。ただし、好みで入れる材料は含まれていません。

○本書で紹介しているレシピは、オムロン　ヘルスケアの社員食堂で提供されているものを、家庭向けにアレンジしたものです。

○腎臓の機能が低下している場合、カリウム摂取に注意が必要な場合があります。腎臓に疾患のある方が本書の食事法を実践する際は、必ず医師に相談のうえ、おこなってください。

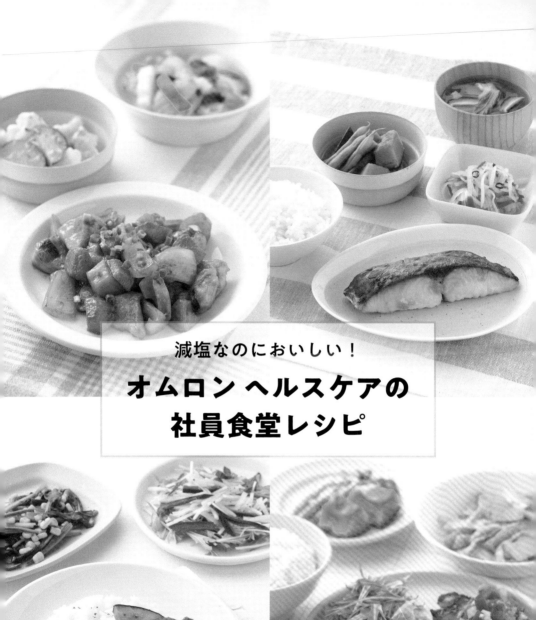

減塩なのにおいしい！

オムロン ヘルスケアの
社員食堂レシピ

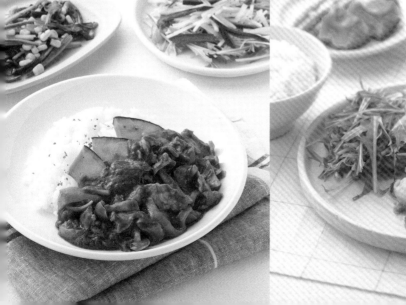

鶏の焼き唐揚げ
ラビゴットソースセット

No.1
人気

減塩ランチの人気NO.1メニュー。主食は鶏肉や野菜でカリウムをしっかりとりつつ、セロリやしょうが(香味野菜)の味やトマトの酸味で減塩を感じさせない食べごたえ。揚げずに焼くことでカロリーも抑えました。

1人分あたり
エネルギー：574 kcal
塩分：1.8 g
カリウム：1293 mg

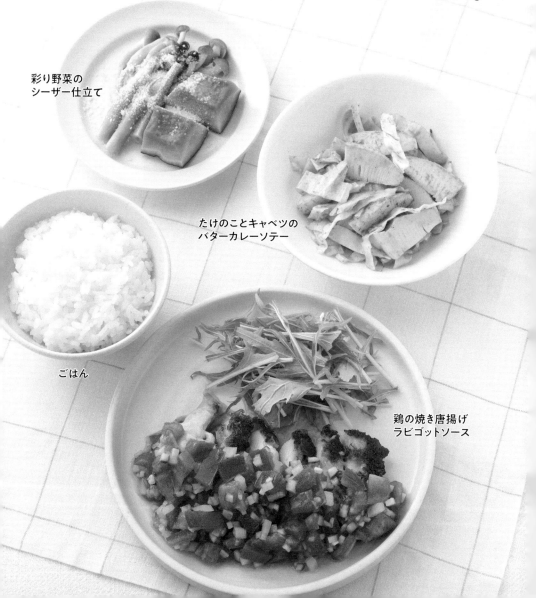

彩り野菜の
シーザー仕立て

たけのことキャベツの
バターカレーソテー

ごはん

鶏の焼き唐揚げ
ラビゴットソース

鶏の焼き唐揚げ　ラビゴットソース

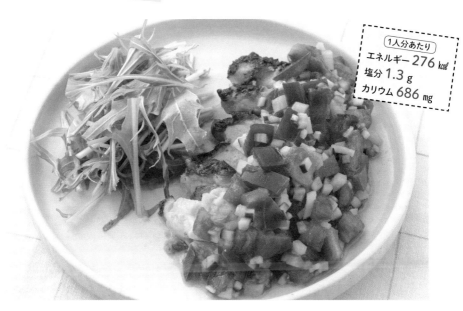

1人分あたり
エネルギー 276 kcal
塩分 1.3 g
カリウム 686 mg

材料 (2人分)

鶏もも肉（皮なし）……200g
Ⓐ しょうが……1/2かけ
　 塩麹……小さじ1
天ぷら粉……大さじ2
サラダ油……大さじ1
Ⓑ きゅうり……1/4本
　 セロリ……1/5本
　 トマト……1/2個
　 酢……大さじ1
　 薄口しょうゆ……大さじ1/2
水菜……40g

作り方

1　鶏肉は半分に切り、Ⓐのしょうがはすりおろす。ポリ袋にⒶを入れて混ぜ、鶏肉を加えてもみこみ、冷蔵庫に15分ほど置く。

2　1の水気を切り、天ぷら粉を薄くまぶす。フライパンにサラダ油を中火で熱し、両面とも焼き色がつくまで焼き、弱火にしてふたをのせ、5分ほど蒸し焼きにする。

3　Ⓑのきゅうりとセロリはみじん切りにし、トマトはへたを取って1cm角に切る。ボウルにⒷを入れ、和える。水菜は4cm長さに切る。

4　2を食べやすい大きさに切って器に盛り、水菜を添え、Ⓑをかける。

15

彩り野菜のシーザー仕立て

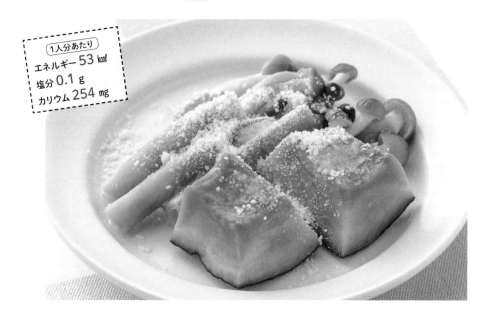

1人分あたり
エネルギー 53 kcal
塩分 0.1 g
カリウム 254 mg

材料 2人分

かぼちゃ……60g
さやいんげん……2本
しめじ……50g
Ⓐ レモン汁……小さじ1/2
　　オリーブ油……小さじ1/2
粉チーズ……小さじ2

作り方

1 かぼちゃのわたと種を取り、ひと口大に切る。ラップで包み、電子レンジで1分ほど加熱する。

2 さやいんげんはへたを取り、4cm長さに切る。しめじは石突きを取り、小房に分ける。

3 耐熱ボウルに2を入れてラップをかけ、電子レンジで1分ほど加熱する。水気を切り、1とⒶを加え、和える。

4 器に盛り、粉チーズをふる。

たけのことキャベツのバターカレーソテー

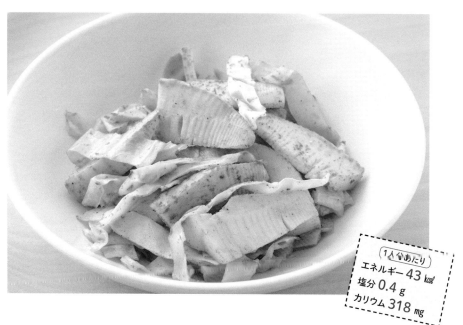

（1人分あたり）
エネルギー 43 kcal
塩分 0.4 g
カリウム 318 mg

材料 〔2人分〕

たけのこ水煮……80g
キャベツ……2枚
バター……5g
カレー粉……小さじ1/2
塩……小さじ1/8

作り方

1　たけのこは穂先をくし形切り、根元は1cm厚さのいちょう切りにする。キャベツは短冊切りにする。

2　フライパンにバターを中火で熱し、1を炒める。火が通ったら、カレー粉と塩を加えて混ぜる。

ごはん120g 〔1人分〕

（1人分あたり　エネルギー：202kcal、塩分：0g、カリウム：35mg）

照焼きチキンサラダボウル 山椒風味セット

山椒(スパイス)の味がしっかりしているので、塩分控えめでも満足感があります。また、副菜ではにんにく(香味野菜)の味を利かせ、かぼちゃでカリウムをプラス。汁物はだしのうま味が減塩ポイント。

1人分あたり
エネルギー：577 *kcal*
塩分：2.4 g
カリウム：1071 mg

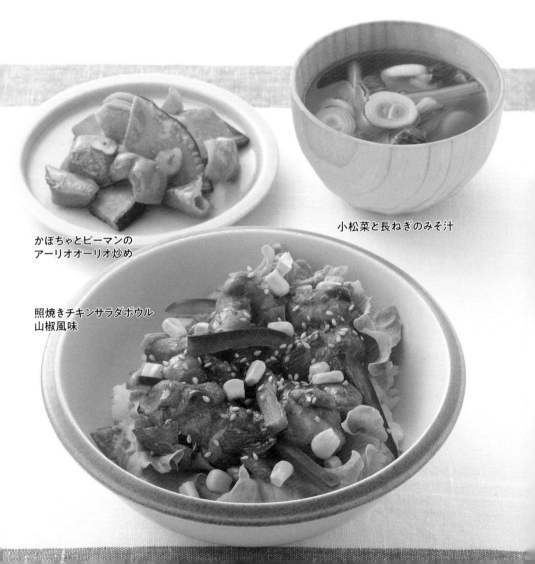

かぼちゃとピーマンの
アーリオオーリオ炒め

小松菜と長ねぎのみそ汁

照焼きチキンサラダボウル
山椒風味

照焼きチキンサラダボウル　山椒風味

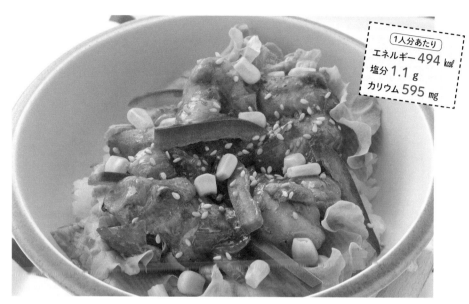

1人分あたり
エネルギー 494 kcal
塩分 1.1 g
カリウム 595 mg

材料 〔2人分〕

鶏もも肉（皮なし）……200g

玉ねぎ……1/4個

赤パプリカ……1/8個

サラダ油……小さじ2

Ⓐ 水……大さじ2

　しょうゆ……小さじ2

　酒……小さじ2

　砂糖……小さじ2

　山椒パウダー……小さじ1/4

ごはん……300g

グリーンリーフ……1枚

ホールコーン……10g

いり白ごま……小さじ1/2

作り方

1 鶏肉はひと口大に切る。玉ねぎは2cm角に切る。赤パプリカはへたと種を取り、細切りにする。

2 フライパンにサラダ油を中火で熱し、鶏肉と玉ねぎを炒める。肉に焼き色がついたら、Ⓐを加えて混ぜ、汁気が少なくなるまで炒める。

3 器にごはんを盛り、ひと口大にちぎったグリーンリーフをのせる。上に2・赤パプリカ・コーンをのせ、ごまをふる。

かぼちゃとピーマンのアーリオオーリオ炒め

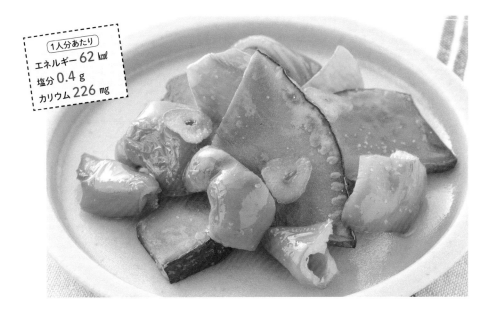

（1人分あたり）
エネルギー 62 kcal
塩分 0.4 g
カリウム 226 mg

材料 （2人分）

かぼちゃ……80g
ピーマン……1個
にんにく……1/2かけ
オリーブ油……小さじ1
塩……小さじ1/8
こしょう……少々

作り方

1 かぼちゃのわたと種を取り、1cm厚さのひと口大に切る。ピーマンはへたと種を取り、乱切りにする。にんにくは薄切りにする。

2 フライパンにオリーブ油とにんにくを弱火で熱し、香りが出てきたら中火にし、かぼちゃとピーマンを加えて炒める。野菜に火が通ったら、塩とこしょうを加えて混ぜる。

小松菜と長ねぎのみそ汁

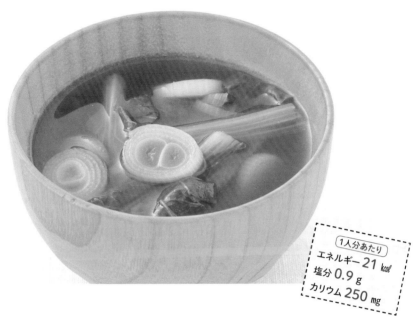

1人分あたり
エネルギー 21 kcal
塩分 0.9 g
カリウム 250 mg

材料 2人分

小松菜……50g
長ねぎ……1/4本
だし汁……1と1/4カップ
みそ……小さじ2

作り方

1 小松菜は3cm幅に切る。長ねぎは小口切りにする。

2 鍋にだし汁を入れ、中火にかける。煮立ったら1を加えてさっと煮たら、みそを溶き入れる。

酢鶏セット

お酢のような味の強い調味料は、減塩の強い味方。酢鶏は鶏の皮を取ることで、カロリーも抑えています。サラダはゆでずに電子レンジで調理することで、水溶性のカリウムの栄養分がしっかりとれます。

（1人分あたり）

エネルギー：580 kcal
塩分：2.4 g
カリウム：1127 mg

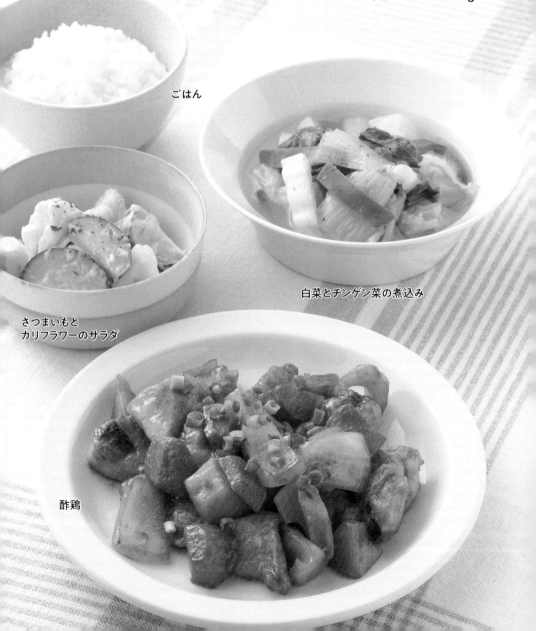

ごはん

白菜とチンゲン菜の煮込み

さつまいもと
カリフラワーのサラダ

酢鶏

酢鶏

1人分あたり
エネルギー 232 kcal
塩分 1.2 g
カリウム 506 mg

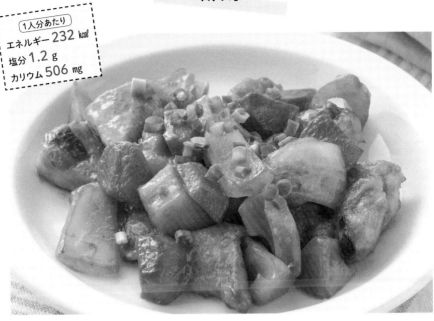

材料 （2人分）

鶏もも肉（皮なし）……150g

塩……小さじ1/8

こしょう……少々

片栗粉……大さじ1

玉ねぎ……1/8個

にんじん……1/5本

れんこん……50g

Ⓐ 黒酢……小さじ2

しょうゆ……大さじ1/2

砂糖……小さじ1

ごま油……大さじ1

万能ねぎ……1本

作り方

1 鶏肉は小さめのひと口大に切り、塩とこしょうをふり、片栗粉を薄くまぶす。玉ねぎは3cm角に切る。

2 にんじんとれんこんは乱切りにし、耐熱ボウルに入れてラップをかける。電子レンジで1分30秒ほど加熱する。

3 フライパンにごま油を中火で熱し、1を炒める。肉に焼き色がついたら、2を加えてさっと炒める。混ぜたⒶをまわし入れ、からめながら炒める。

4 器に盛り、小口切りにした万能ねぎをちらす。

さつまいもとカリフラワーのサラダ

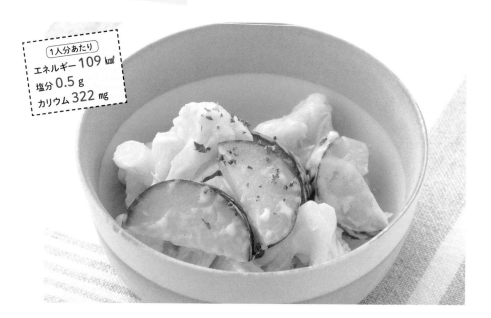

1人分あたり
エネルギー 109 kcal
塩分 0.5 g
カリウム 322 mg

材料 2人分

さつまいも……80g

カリフラワー……80g

Ⓐ マヨネーズ……大さじ1

塩……小さじ1/8

こしょう……少々

パセリ……少々

作り方

1　さつまいもは1cm幅のいちょう切りにし、水に10分ほど浸し、水気を切る。ラップで包み、電子レンジで2分ほど加熱する。

2　カリフラワーは小房に分ける。ラップで包み、電子レンジで1分ほど加熱する。

3　ボウルにⒶを入れて混ぜ、1と2を加えて和える。

4　器に盛り、みじん切りにしたパセリをちらす。

白菜とチンゲン菜の煮込み

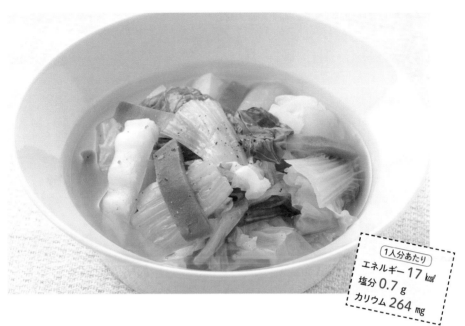

（1人分あたり）
エネルギー **17** kcal
塩分 **0.7** g
カリウム **264** mg

材料 2人分

チンゲン菜……1株
白菜……1枚
にんじん……2cm
Ⓐ 水……1カップ
　　鶏ガラスープの素（顆粒）
　　　……小さじ1
粗挽きこしょう……少々

作り方

1 チンゲン菜は葉と軸を4cm長さに切り、芯の部分は6等分に切る。白菜とにんじんは短冊切りにする。

2 鍋にⒶとにんじんを入れて中火で熱し、煮立ったらチンゲン菜の軸と芯、白菜の軸を加える。しんなりとしたら、チンゲン菜の葉と白菜の葉を加えてさっと煮る。粗挽きこしょうをふる。

ごはん120g 1人分
（1人分あたり　エネルギー：202kcal、塩分：0g、カリウム：35mg）

かぼちゃと豚肉のハヤシライスセット

主食は豚肉、かぼちゃ、トマトの水煮缶を使っているので、カリウムがたくさんとれます。サラダはレモンの酸味が、塩分控えめでも物足りなさを感じさせません。炒め物はこしょうを使い、減塩しています。

1人分あたり

エネルギー：575 kcal
塩分：2.1 g
カリウム：1211 mg

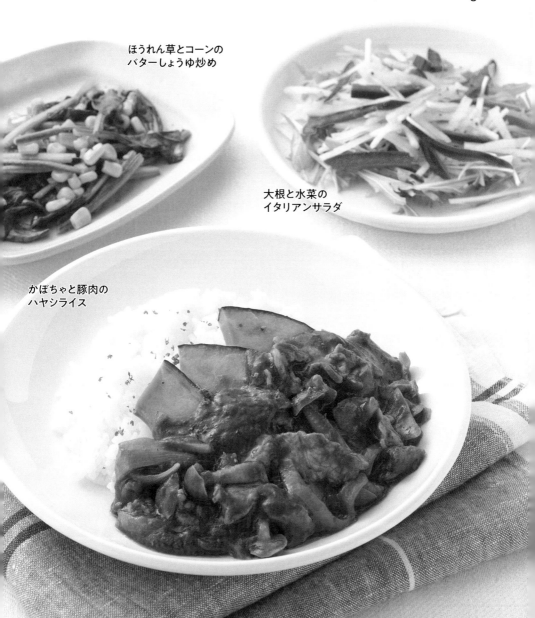

ほうれん草とコーンの
バターしょうゆ炒め

大根と水菜の
イタリアンサラダ

かぼちゃと豚肉の
ハヤシライス

かぼちゃと豚肉のハヤシライス

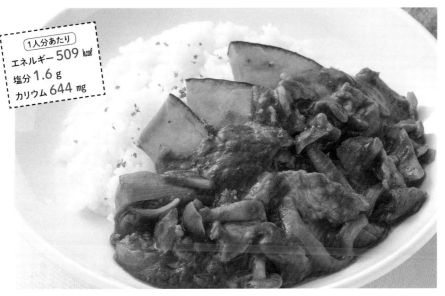

1人分あたり
エネルギー **509** kcal
塩分 **1.6** g
カリウム **644** mg

材料 (2人分)

豚ロース薄切り肉……80g
玉ねぎ……1/2個
しめじ……50g
サラダ油……小さじ1
バター……5g
赤ワイン……大さじ1
Ⓐ トマト水煮缶 (カット)
　　……100g
　水……1/2カップ
　トマトケチャップ……小さじ2
　中濃ソース……小さじ1/2
　塩……小さじ1/8
ハヤシルー……15g
かぼちゃ……60g
ごはん……300g
パセリ……少々

作り方

1 豚肉はひと口大に切り、玉ねぎは薄切りにする。しめじは石突きを取り、小房に分ける。

2 厚手の鍋にサラダ油とバターをやや弱めの中火で熱し、玉ねぎを炒める。しんなりとしたら中火で熱し、豚肉を加えて炒める。肉の色が変わったら、赤ワインを加える。

3 ひと煮立ちしたら、Ⓐを加えて混ぜる。煮立ったら、しめじを加えて弱火にしてふたをのせ、時々混ぜながら10分ほど煮る。いったん火を止め、ルーを加えて混ぜ、5分ほど混ぜながら煮る。

4 かぼちゃのわたと種を取り、1cm厚さのひと口大に切る。耐熱ボウルに入れてラップをかけ、電子レンジで1分ほど加熱する。

5 器にごはんとかぼちゃを盛り、**3**をかける。みじん切りにしたパセリをちらす。

大根と水菜のイタリアンサラダ

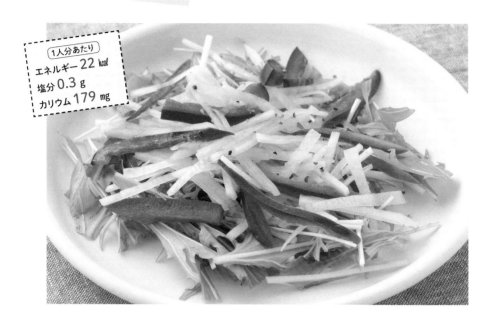

【1人分あたり】
エネルギー 22 kcal
塩分 0.3 g
カリウム 179 mg

材料 （2人分）

水菜……50g
大根……1cm
赤パプリカ……1/8個
Ⓐ レモン汁……小さじ1
　薄口しょうゆ……小さじ1/2
　オリーブ油……小さじ1/2
　粗挽きこしょう……少々

作り方

1　水菜は4cm長さに切り、大根は千切りにする。赤パプリカはへたと種を取り、細切りにする。

2　器に1を盛り、混ぜたⒶをかける。

ほうれん草とコーンのバターしょうゆ炒め

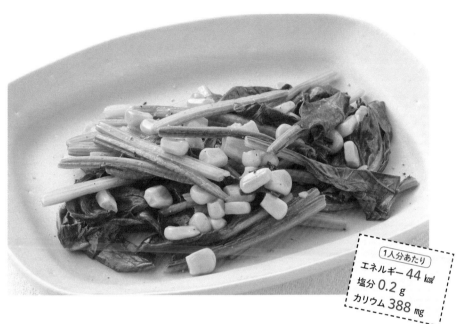

1人分あたり
エネルギー 44 kcal
塩分 0.2 g
カリウム 388 mg

材料 2人分

ほうれん草……100g
ホールコーン……30g
バター……5g
しょうゆ……小さじ1/4
粗挽きこしょう……少々

作り方

1 ほうれん草は5cm長さに切る。

2 フライパンにバターを中火で熱し、1とコーンを炒める。しんなりとしたら、しょうゆと粗挽きこしょうを加えて混ぜる。

チンジャオロースセット

中華料理の定番、チンジャオロースも、にんにく(香味野菜)を使うことでおいしい減塩が実現。また、食材を素揚げせずに炒めることで、カロリーダウンに。副菜のひじきは、特にカリウムが豊富な食材です。

(1人分あたり)
エネルギー：553 kcal
塩分：2.2 g
カリウム：1149 mg

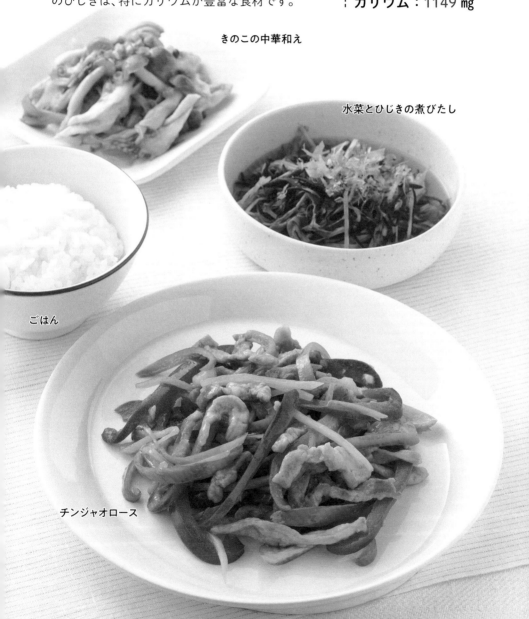

きのこの中華和え

水菜とひじきの煮びたし

ごはん

チンジャオロース

チンジャオロース

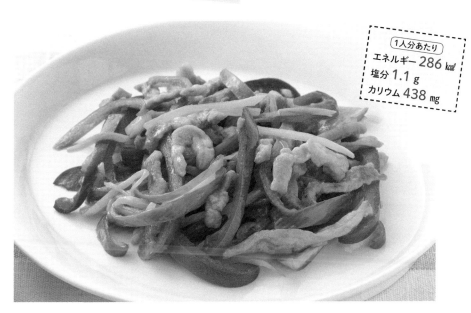

1人分あたり
エネルギー **286** kcal
塩分 **1.1** g
カリウム **438** mg

材料 2人分

豚ロース肉（生姜焼き用）
……150g
ピーマン……2個
赤パプリカ……1/2個
たけのこ水煮……50g
にんにく……1かけ
サラダ油……小さじ2
Ⓐ 片栗粉……小さじ1
　 酒……小さじ1
　 しょうゆ……小さじ1/2
　 こしょう……少々
Ⓑ 酒……大さじ1
　 しょうゆ……小さじ1
　 オイスターソース……小さじ1

作り方

1　豚肉は8mm幅の細切りにする。ポリ袋にⒶを入れて混ぜ、豚肉を加えてもみこむ。

2　ピーマンと赤パプリカは種とへたを取り、細切りにする。たけのこは千切りにし、にんにくはみじん切りにする。

3　フライパンにサラダ油とにんにくを入れて弱火で熱し、香りが出てきたら中火にし、1を炒める。肉に火が通ったら、野菜を加えてさらに炒める。野菜がしんなりとしたら、Ⓑをまわし入れ、からめながら炒める。

きのこの中華和え

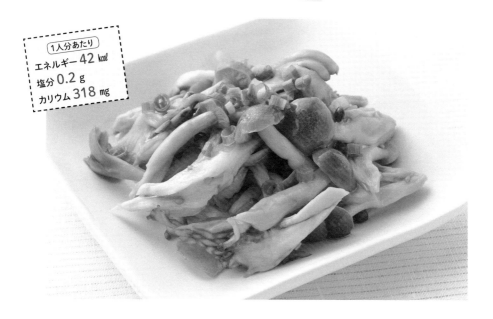

1人分あたり
エネルギー 42 kcal
塩分 0.2 g
カリウム 318 mg

材料 2人分

しめじ……100g

まいたけ……100g

Ⓐ 酢……小さじ2

ごま油……小さじ1

しょうゆ……小さじ1/2

いり白ごま……小さじ1/2

万能ねぎ……1/4本

作り方

1 しめじとまいたけは石突きを取り、小房に分ける。

2 耐熱ボウルに1を入れてラップをかけ、電子レンジで2分30秒ほど加熱する。熱いうちに混ぜたⒶを加え、和える。

3 器に盛り、小口切りにした万能ねぎをちらす。

水菜とひじきの煮びたし

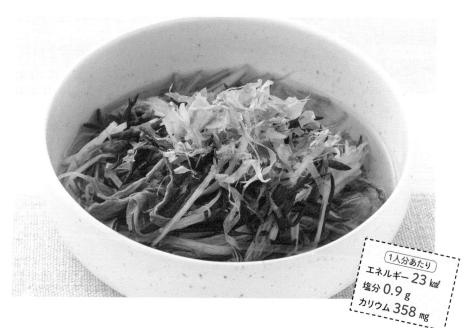

1人分あたり
エネルギー 23 kcal
塩分 0.9 g
カリウム 358 mg

材料 2人分

乾燥芽ひじき……3g

水菜……100g

Ⓐ 水……3/4カップ

　めんつゆ（3倍濃縮）
　……小さじ2

　薄口しょうゆ……小さじ1/4

かつお節……少々

作り方

1 ひじきは水で戻す。水菜は4㎝長さに切る。

2 鍋にⒶとひじきを入れて中火にかけ、煮立ったら水菜を加え、さっと煮る。火を止め、そのまま粗熱をとる。

3 器に盛り、かつお節をのせる。

ごはん120g 1人分

（1人分あたり　エネルギー：202kcal、塩分：0g、カリウム：35mg）

蒸し鶏のカフェ風ボウルセット

鶏肉の中でも脂肪分の少ない鶏むね肉を使用したヘルシーメニュー。お酢の酸味がアクセントになっています。副菜は、豆板醤の辛味で塩分控えめでもおいしくいただけます。スープの塩分はコンソメのみです。

1人分あたり
エネルギー：568 *kcal*
塩分：2.2 g
カリウム：955 mg

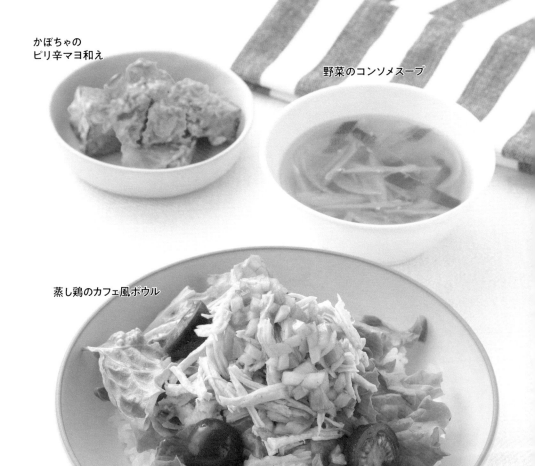

かぼちゃの
ピリ辛マヨ和え

野菜のコンソメスープ

蒸し鶏のカフェ風ボウル

蒸し鶏のカフェ風ボウル

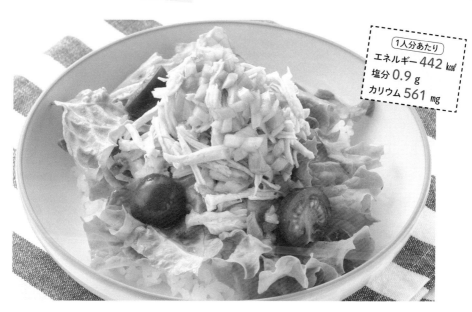

1人分あたり
エネルギー 442 kcal
塩分 0.9 g
カリウム 561 mg

材料 （2人分）

鶏むね肉……200g
塩……小さじ1/8
こしょう……少々
酒……大さじ2
玉ねぎ……1/10個
Ⓐ 鶏の蒸し汁……大さじ1
　 酢……小さじ2
　 しょうゆ……小さじ1
　 ごま油……小さじ1/2
グリーンリーフ……1枚
ミニトマト……4個
ごはん……300g

作り方

1　鶏肉に塩とこしょうをふる。耐熱ボウルに鶏肉と酒を入れてラップをかけ、電子レンジで4分30秒ほど加熱する。ラップをしたまま蒸らし、粗熱がとれたら鶏肉を手でさく。

2　玉ねぎはみじん切りにし、ボウルにⒶと一緒に入れ、混ぜる。

3　グリーンリーフはひと口大にちぎる。ミニトマトはへたを取り、半分に切る。

4　器にごはんを盛り、1と3をのせ、2をかける。

かぼちゃのピリ辛マヨ和え

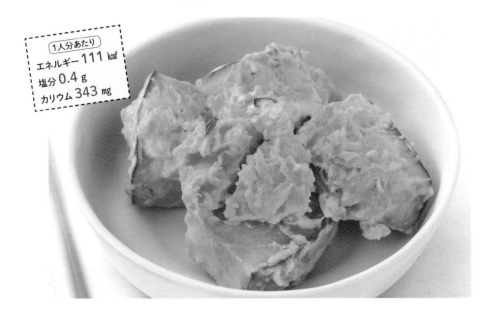

1人分あたり
エネルギー 111 kcal
塩分 0.4 g
カリウム 343 mg

材料 2人分

かぼちゃ……150g

Ⓐ マヨネーズ……大さじ1
薄口しょうゆ……小さじ1/4
豆板醤……小さじ1/4

作り方

1 かぼちゃのわたと種を取り、ひと口大に切る。耐熱ボウルに入れてラップをかけ、電子レンジで2分30秒ほど加熱する。

2 熱いうちに軽くつぶし、粗熱をとる。混ぜたⒶを加え、和える。

野菜のコンソメスープ

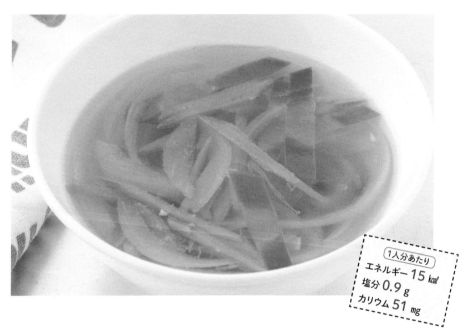

1人分あたり
エネルギー 15 kcal
塩分 0.9 g
カリウム 51 mg

材料 （2人分）

玉ねぎ……1/6個

にんじん……1cm

絹さや……6枚

Ⓐ 水……1と1/4カップ

　コンソメ（顆粒）

　　……大さじ1/2

作り方

1 玉ねぎは薄切りにし、にんじんは短冊切りにする。絹さやは筋を取り、千切りにする。

2 鍋にⒶと1を入れて中火で熱し、煮立ったらふたをのせ、野菜に火が通るまで煮る。

鶏とダイス野菜のだし茶漬けセット

和食を食べたい日におすすめのメニュー。だしのうま味が減塩のポイントです。副菜では、わさびをプラスすることで、塩分控えめでもしっかりした味に。また、たけのこやさつまいもは、カリウム豊富な食材です。

1人分あたり
エネルギー：513 kcal
塩分：2.2 g
カリウム：999 mg

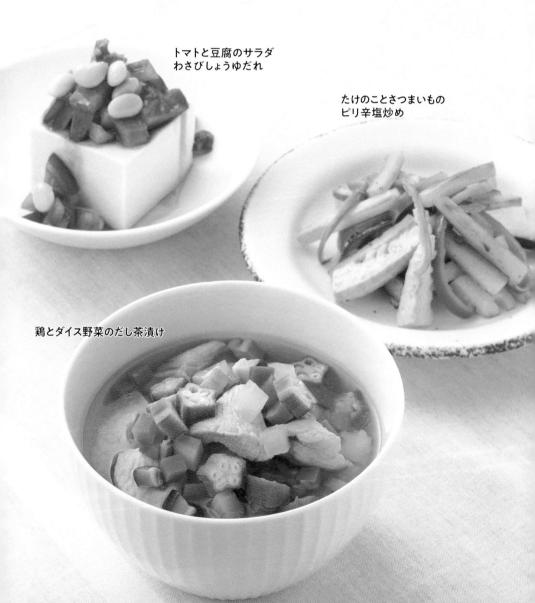

トマトと豆腐のサラダ
わさびしょうゆだれ

たけのことさつまいもの
ピリ辛塩炒め

鶏とダイス野菜のだし茶漬け

鶏とダイス野菜のだし茶漬け

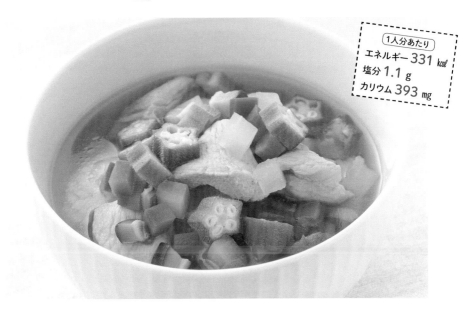

1人分あたり
エネルギー 331 kcal
塩分 1.1 g
カリウム 393 mg

材料 2人分

鶏むね肉……80g

にんじん……2cm

大根……1cm

しいたけ……1枚

おくら……3本

Ⓐ だし汁……1と1/2カップ
　めんつゆ（3倍濃縮）
　　……小さじ2
　薄口しょうゆ……小さじ1/2

ごはん……300g

作り方

1　鶏肉は1cm厚さのそぎ切りにし、小さめのひと口サイズに切る。にんじんと大根は1cm角に切る。しいたけは軸を取り、1cm角に切る。

2　おくらのがくをむき、塩少々（分量外）をふって表面をこすり、水で洗う。沸騰した湯でゆで、輪切りにする。

3　鍋にⒶ・にんじん・大根を入れて中火で熱し、煮立ったら鶏肉としいたけを加える。ふたをのせ、野菜と鶏肉に火が通るまで煮る。

4　器にごはんを盛り、3をかけ、2をのせる。

トマトと豆腐のサラダ　わさびしょうゆだれ

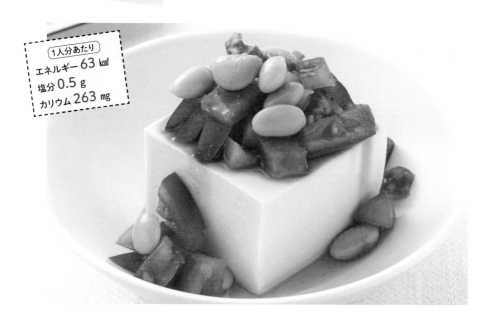

1人分あたり
エネルギー 63 kcal
塩分 0.5 g
カリウム 263 mg

材料 2人分

冷凍ゆで枝豆……5さや
絹ごし豆腐……1/2丁
トマト……1/2個
Ⓐ しょうゆ……小さじ1
練りわさび……小さじ1/4

作り方

1 枝豆は解凍し、実を取り出す。豆腐は半分に切る。トマトはへたを取り、1cm角に切る。Ⓐを混ぜる。

2 器に豆腐を盛り、トマトと枝豆をのせ、Ⓐをかける。

たけのことさつまいものピリ辛塩炒め

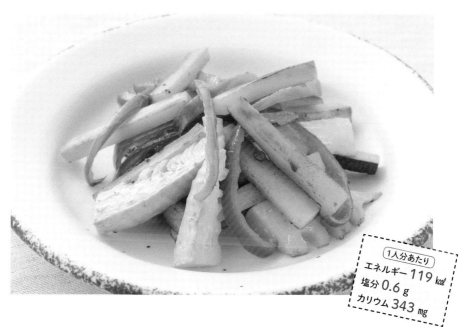

1人分あたり
エネルギー 119 kcal
塩分 0.6 g
カリウム 343 mg

材料 〔2人分〕

さつまいも……100g
たけのこ水煮……50g
ピーマン……1個
ごま油……小さじ2
豆板醤……小さじ1/4
塩……小さじ1/8

作り方

1　さつまいもは拍子木切りにし、水に10分ほどさらし、水気を切る。たけのこは短冊切りにする。ピーマンはへたと種を取り、細切りにする。

2　フライパンにごま油と豆板醤を入れて弱火で熱し、香りが出てきたら中火にし、さつまいもを炒める。さつまいもに火が通ったら、たけのことピーマンを加えて炒め合わせ、塩を加えて混ぜる。

たらのアクアパッツァセット

たらもカリウムが多い食材。あさりとトマトのうま味に、こしょう（スパイス）をプラスした、さっぱりした味の一品。さけを使うのもおすすめです。マスタードの塩分だけのジャーマンポテトは、クセになるおいしさ。

1人分あたり
エネルギー：521 kcal
塩分：2.2 g
カリウム：1262 mg

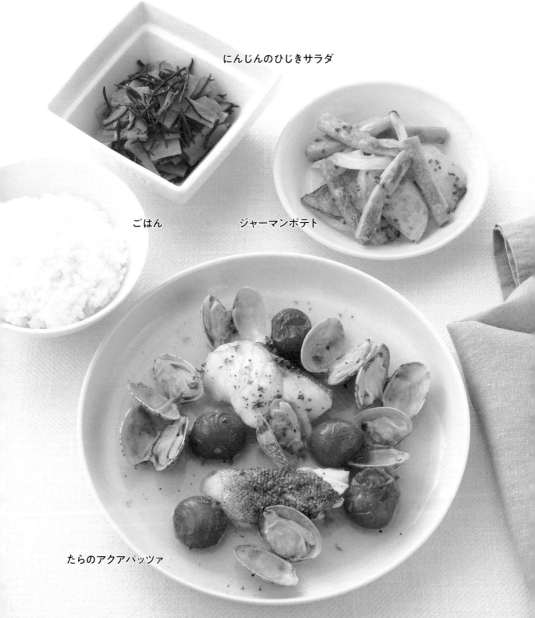

にんじんのひじきサラダ

ごはん　　　　　ジャーマンポテト

たらのアクアパッツァ

たらのアクアパッツァ

1人分あたり
エネルギー 167 kcal
塩分 1.5 g
カリウム 632 mg

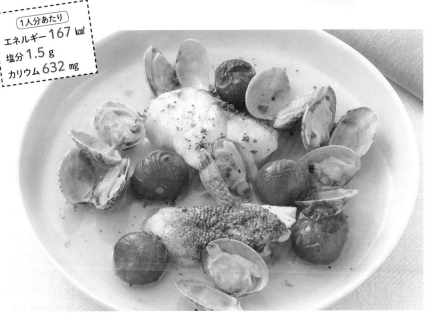

材料 2人分

あさり（殻つき）……150g

生たら……2切れ

塩……小さじ1/6

ミニトマト……10個

にんにく……1かけ

オリーブ油……小さじ2

白ワイン……1/4カップ

粗挽きこしょう……少々

パセリ……少々

作り方

1 あさりはざっと洗い、バットに入れる。塩水（3％程度）をあさりと同じ高さに入れ、30分ほどつけて砂抜きする。その後、流水で洗う。

2 たらは半分に切り、半量の塩をふって10分ほどおき、水気をふく。ミニトマトはへたを取り、にんにくは包丁の背でつぶす。

3 フライパンににんにくとオリーブ油を弱火で熱し、香りが出てきたらにんにくを取り出す。中火にし、たらを両面とも焼く。あさり・ミニトマト・白ワインを加え、ふたをのせる。あさりの口が開いたら、火を止める。

4 器に盛り、残りの塩と粗挽きこしょうをふる。みじん切りにしたパセリをちらす。

ジャーマンポテト

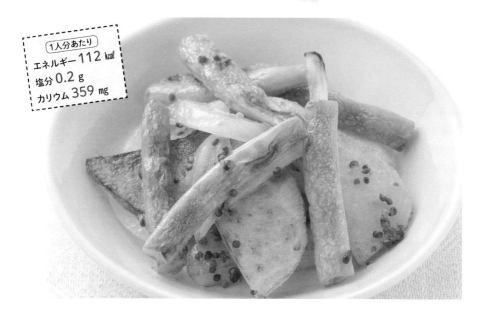

> **1人分あたり**
> エネルギー 112 kcal
> 塩分 0.2 g
> カリウム 359 mg

材料 2人分

じゃがいも……1個
玉ねぎ……1/8個
さやいんげん……4本
オリーブ油……小さじ2
A 粒マスタード……小さじ2
　こしょう……少々

作り方

1 じゃがいもは皮をむき、5mm厚さの半月切りにする。玉ねぎは薄切りにする。さやいんげんはへたを取り、4cm長さに切る。

2 フライパンにオリーブ油を中火で熱し、じゃがいもを入れて両面とも焼き色がつくまで焼く。

3 玉ねぎとさやいんげんを加えてさらに炒め、玉ねぎとさやいんげんに火が通ったら、**A**を加えて混ぜる。

にんじんのひじきサラダ

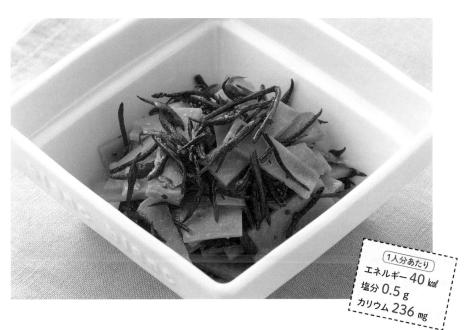

1人分あたり
エネルギー **40** kcal
塩分 **0.5** g
カリウム **236** mg

材料 2人分

乾燥芽ひじき……3g

にんじん……1/2本

Ⓐ レモン汁……小さじ2

　オリーブ油……小さじ1

　塩……小さじ1/8

　こしょう……少々

作り方

1 ひじきは水で戻す。にんじんは短冊切りにする。

2 耐熱ボウルに1を入れてラップをかけ、電子レンジで1分30秒ほど加熱する。粗熱をとり、水気を切る。混ぜたⒶを加え、和える。

ごはん120g 1人分

（1人分あたり　エネルギー：202kcal、塩分：0g、カリウム：35mg）

あじのバターカレーソテーセット

味にパンチがあるカレーソテーは、焼き魚に飽きたときにピッタリ。いつもとは違った魚料理を楽しめます。キャベツとベーコンの洋風煮は、塩分を控えた分、食材のやさしい味が感じられます。

1人分あたり

エネルギー： 513 kcal
塩分： 2.3 g
カリウム： 1052 mg

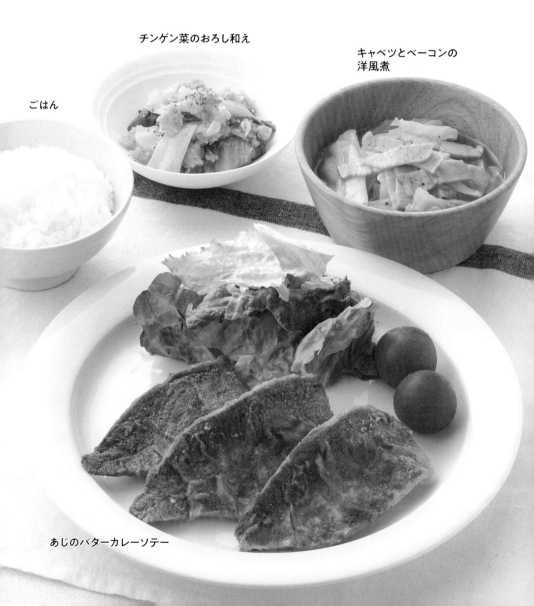

チンゲン菜のおろし和え

キャベツとベーコンの洋風煮

ごはん

あじのバターカレーソテー

あじのバターカレーソテー

1人分あたり
エネルギー 245 kcal
塩分 1 g
カリウム 603 mg

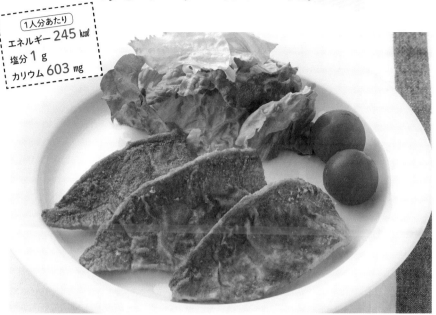

材料 2人分

あじ……3尾分

塩……小さじ1/6

Ⓐ 薄力粉……小さじ4

　カレー粉……大さじ1/2

　こしょう……少々

Ⓑ バター……10g

　オリーブ油……小さじ1

サニーレタス……1枚

ミニトマト……4個

作り方

1　あじは切り身にし、塩をふって10分ほどおき、水気をふく。Ⓐを混ぜる。

2　あじの両面にⒶをまぶす。フライパンにⒷを中火で熱し、皮目を下にして入れ、両面とも焼く。

3　器に2を盛り、ひと口大にちぎったサニーレタスとへたを取ったミニトマトを添える。

キャベツとベーコンの洋風煮

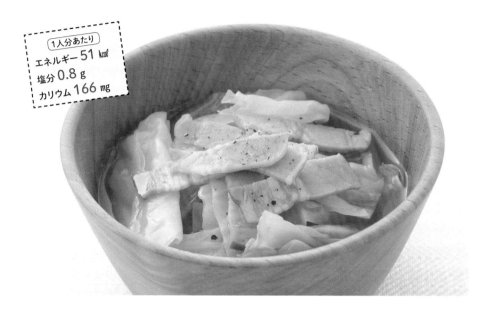

1人分あたり
エネルギー 51 kcal
塩分 0.8 g
カリウム 166 mg

材料 2人分

ベーコン（スライス）……1枚

キャベツ……3枚

Ⓐ 水……1カップ

コンソメ（顆粒）……小さじ1

粗挽きこしょう……少々

作り方

1 ベーコンは短冊切りにする。キャベツはひと口大に切る。

2 鍋にⒶを入れて中火で熱し、煮立ったら1を加え、キャベツがやわらかくなるまで煮る。

3 器に盛り、粗挽きこしょうをふる。

チンゲン菜のおろし和え

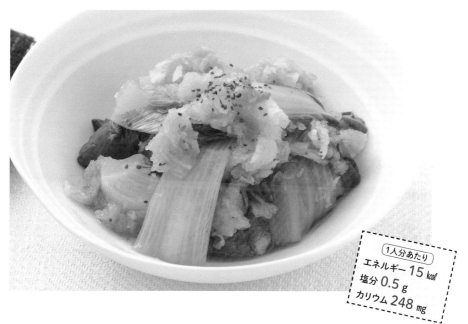

1人分あたり
エネルギー 15 kcal
塩分 0.5 g
カリウム 248 mg

材料 2人分

チンゲン菜……1株
大根……3cm
Ⓐ レモン汁……小さじ1
   しょうゆ……小さじ1
一味唐辛子……少々

作り方

1 チンゲン菜の葉と軸は4cm長さに切り、芯は6等分に切る。ラップで包み、電子レンジで1分ほど加熱する。

2 大根はすりおろし、水気を切る。ボウルに入れ、1とⒶを加え、和える。

3 器に盛り、お好みで一味唐辛子をふる。

ごはん120g 1人分

（1人分あたり　エネルギー：202kcal、塩分：0g、カリウム：35mg）

いわしの香草パン粉焼き
ラタトゥイユソースセット

にんにく（香味野菜）、バジル（ハーブ）、こしょう（スパイス）に、トマトのうま味を加えた減塩メニュー。オーブンで焼くので、油も抑えられています。副菜のほうれん草のソテーには、カリウムがたっぷり。

1人分あたり	
エネルギー：	554 kcal
塩分：	2.1 g
カリウム：	1090 mg

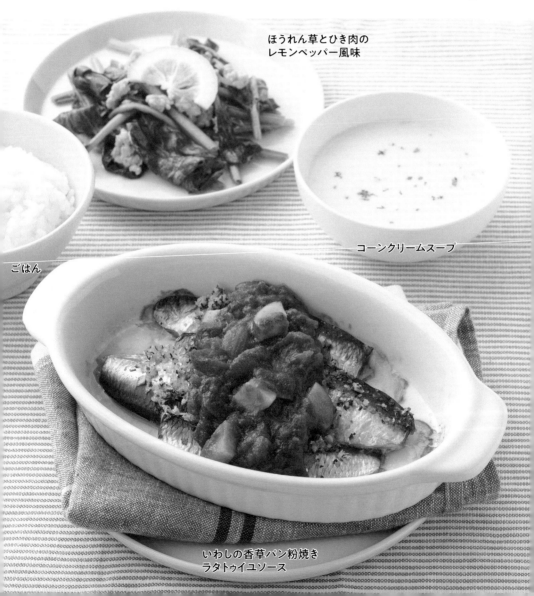

ほうれん草とひき肉の
レモンペッパー風味

コーンクリームスープ

ごはん

いわしの香草パン粉焼き
ラタトゥイユソース

いわしの香草パン粉焼き　ラタトゥイユソース

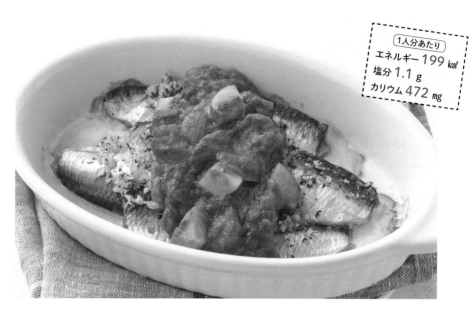

1人分あたり
エネルギー 199 kcal
塩分 1.1 g
カリウム 472 mg

材料 （2人分）

いわし……4尾分

塩……小さじ1/6

にんにく……1/5かけ

Ⓐ オリーブ油……小さじ1

　 乾燥パン粉……大さじ1

　 乾燥バジル……小さじ1/2

　 粗挽きこしょう……少々

ズッキーニ……1/4本

Ⓑ トマト水煮（カット）……150g

　 コンソメ（顆粒）

　　　　……小さじ2/3

　 こしょう……少々

オリーブ油……小さじ1

作り方

1　いわしは切り身にし、塩をふって10分ほど置き、水気をふく。にんにくをみじん切りにし、Ⓐと混ぜる。

2　ズッキーニは1cm厚さのいちょう切りにする。小鍋にⒷを入れて中火で熱し、煮立ったらズッキーニを加えてふたをのせ、弱火にして5分ほど煮る。

3　グラタン皿の内側にオリーブ油を薄く塗り、いわしを並べる。Ⓐを全体にふりかける。アルミホイルをのせ、オーブントースターで7～10分ほど焼く。アルミホイルをはずし、パン粉に焼き色がつくまで焼く。

4　上に2のソースをかける。

ほうれん草とひき肉のレモンペッパー風味

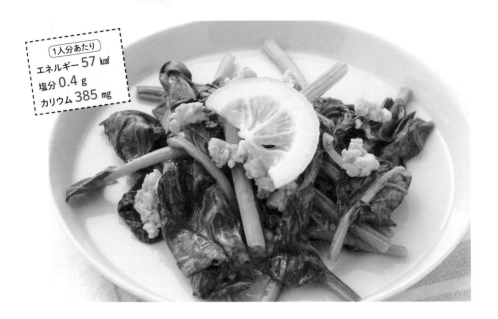

1人分あたり
エネルギー 57 kcal
塩分 0.4 g
カリウム 385 mg

材料 2人分

ほうれん草……100g

鶏ひき肉……30g

オリーブ油……小さじ1

Ⓐ レモン汁……小さじ1

塩……小さじ1/8

粗挽きこしょう……少々

レモン（いちょう切り）……2枚

作り方

1 ほうれん草は5cm長さに切る。

2 フライパンにオリーブ油を中火で熱し、ひき肉をポロポロになるまで炒める。ほうれん草を加えてさらに炒め、Ⓐを加えて味をからめる。

3 器に盛り、レモンをのせる。

コーンクリームスープ

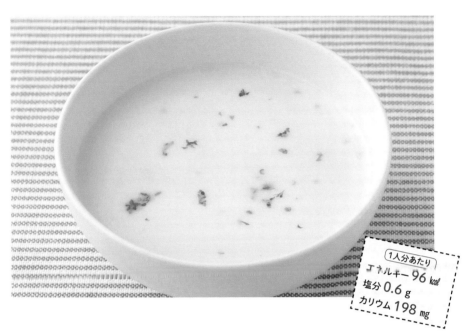

1人分あたり
エネルギー 96 kcal
塩分 0.6 g
カリウム 198 mg

材料 （2人分）

Ⓐ クリームコーン缶……100g
　牛乳……3/4カップ
　コンソメ（顆粒）
　　……小さじ1/3
パセリ……少々

作り方

1　大きめの耐熱カップにⒶを入れ、混ぜる。ラップをかけ、電子レンジで1分30秒〜2分ほど加熱する。

2　みじん切りにしたパセリをちらす。

ごはん120g （1人分）
（1人分あたり　エネルギー：202kcal、塩分：0g、カリウム：35mg）

さわらのゆずみそ焼きセット

カリウムが多いさわらを使った和定食。ゆずの酸味で、塩分控えめでもおいしくいただけます。甘酢和えは酢の酸味と唐辛子の辛味、炊き合わせやすまし汁は、だしのうま味で味に満足感を出しました。

1人分あたり	
エネルギー：505 kcal	
塩分：2.2 g	
カリウム：1306 mg	

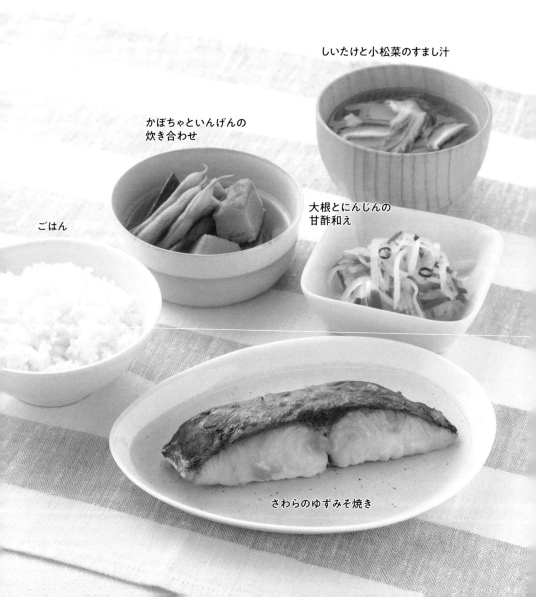

しいたけと小松菜のすまし汁

かぼちゃといんげんの炊き合わせ

大根とにんじんの甘酢和え

ごはん

さわらのゆずみそ焼き

さわらのゆずみそ焼き

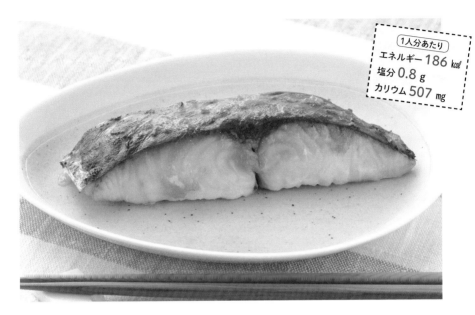

1人分あたり
エネルギー 186 kcal
塩分 0.8 g
カリウム 507 mg

材料 〔2人分〕

さわら……2切れ

塩……小さじ1/8

ゆず……1/4個

Ⓐ 白みそ……小さじ2/3
みりん……小さじ1/2

作り方

1 さわらに塩をふって10分ほどおき、水気をふく。ゆずは果汁をしぼり、皮を細かく刻む。

2 ボウルにⒶ・ゆずの果汁・ゆずの皮を入れ、混ぜる。

3 オーブントースターの受け皿にオーブンシートを敷き、さわらをのせ、表面に2をぬる。アルミホイルをのせ、オーブントースターで10分ほど焼く。アルミホイルをはずし、焼き色がつくまで焼く。

大根とにんじんの甘酢和え

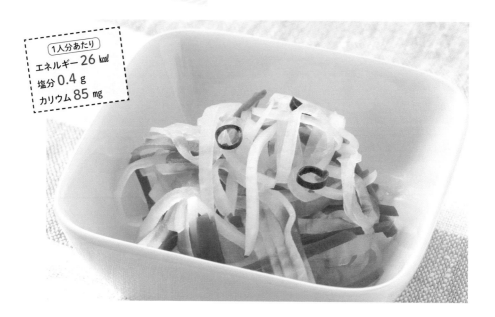

1人分あたり
エネルギー 26 kcal
塩分 0.4 g
カリウム 85 mg

材料 [2人分]

大根……2cm

にんじん……1cm

Ⓐ 酢……大さじ2
　砂糖……小さじ2
　塩……小さじ1/8
　赤唐辛子（輪切り）……少々

作り方

1 大根とにんじんは千切りにする。耐熱ボウルに入れてラップをかけ、電子レンジで1分30秒ほど加熱する。

2 別のボウルにⒶを入れて混ぜ、1を加えて和える。

ごはん120g [1人分]

（1人分あたり　エネルギー：202kcal、塩分：0g、カリウム：35mg）

かぼちゃといんげんの炊き合わせ

材料 2人分

かぼちゃ……150g

さやいんげん……3本

だし汁……1カップ

Ⓐ 薄口しょうゆ……小さじ1
みりん……小さじ1

作り方

1 かぼちゃのわたと種を取り、小さめのひと口大に切る。さやいんげんはへたを取り、4cm長さに切る。

2 鍋にかぼちゃとだし汁を入れ、中火にかける。煮立ったら、アクをとってさやいんげんとⒶを加えて混ぜ、弱火にしし落しふたをのせ、火が通るまで煮る。

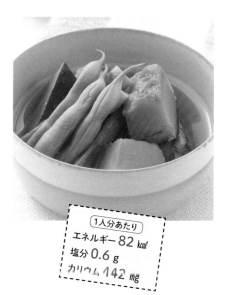

1人分あたり
エネルギー 82 kcal
塩分 0.6 g
カリウム 142 mg

しいたけと小松菜のすまし汁

材料 2人分

しいたけ……2枚

小松菜……50g

Ⓐ だし汁……1と1/4カップ
薄口しょうゆ……小さじ1/2

作り方

1 しいたけは軸を取り、薄切りにする。小松菜は4cm長さに切る。

2 鍋にⒶを入れて中火で熱し、煮立ったら1を加えて煮る。

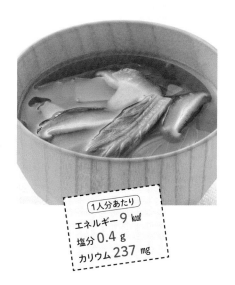

1人分あたり
エネルギー 9 kcal
塩分 0.4 g
カリウム 237 mg

トマトソースオムライスセット

卵料理の王道であるオムライスは、社員の間でも大人気。あえてごはんに味付けしないことで、塩分を抑えました。副菜のカリフラワー、キャベツ、レタスなどで、野菜もたくさんとれるメニュー。

1人分あたり	
エネルギー：519 kcal	
塩分：2.5 g	
カリウム：902 mg	

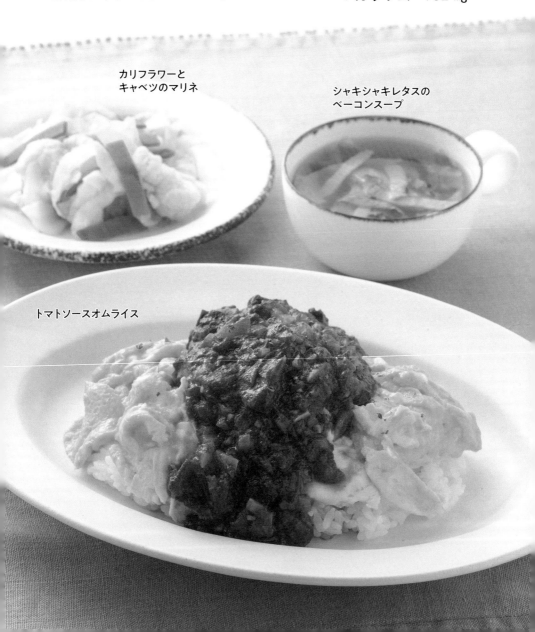

カリフラワーと
キャベツのマリネ

シャキシャキレタスの
ベーコンスープ

トマトソースオムライス

トマトソースオムライス

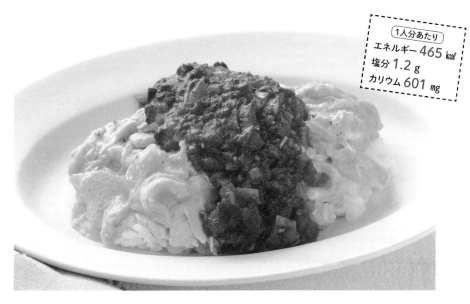

1人分あたり
エネルギー 465 kcal
塩分 1.2 g
カリウム 601 mg

材料 2人分

玉ねぎ……1/4個

にんにく……1/2かけ

オリーブ油……小さじ2

Ⓐ トマト水煮（カット）……300g

　コンソメ（顆粒）

　　　……小さじ2/3

　塩……小さじ1/6

　こしょう……少々

Ⓑ 卵……3個

　牛乳……1/4カップ

ごはん……300g

パセリ……少々

作り方

1　玉ねぎとにんにくはみじん切りにする。

2　鍋に半量のオリーブ油と1を入れて弱火で熱し、香りが出てきたら中火にし、Ⓐを加えて混ぜる。煮立ったらふたをのせ、弱火にして5分ほど煮る。

3　ボウルにⒷを入れ、混ぜる。別のフライパンに残りのオリーブ油を入れて中火で熱し、Ⓑを流し入れる。ゆっくりとへらで混ぜながら、半熟のスクランブルエッグを作る。

4　器にごはんを盛り、3をのせる。2をかけ、みじん切りにしたパセリをちらす。

カリフラワーとキャベツのマリネ

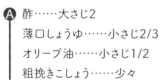

1人分あたり
エネルギー **36** kcal
塩分 **0.3** g
カリウム **236** mg

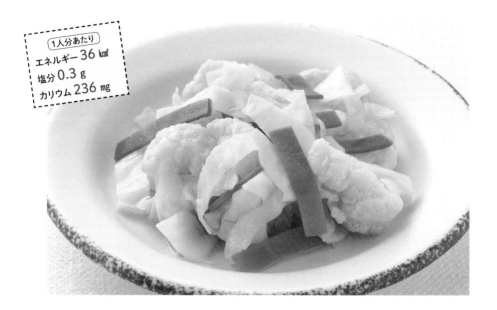

材料 2人分

カリフラワー……80g

キャベツ……1枚

にんじん……1cm

Ⓐ 酢……大さじ2

薄口しょうゆ……小さじ2/3

オリーブ油……小さじ1/2

粗挽きこしょう……少々

作り方

1 カリフラワーは小房に分ける。キャベツとにんじんは短冊切りにする。

2 耐熱ボウルに1を入れてラップをかけ、電子レンジで2分ほど加熱する。混ぜたⒶを加え、和える。

シャキシャキレタスのベーコンスープ

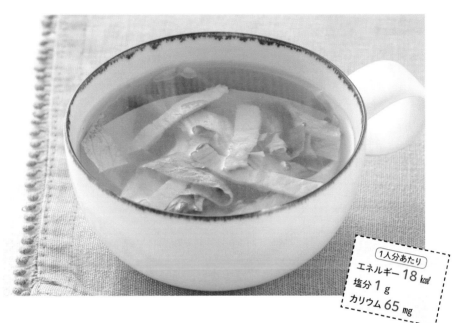

1人分あたり
エネルギー 18 kcal
塩分 1 g
カリウム 65 mg

材料 2人分

ベーコン（スライス）……1/3枚

レタス……2枚

Ⓐ 水……1と1/4カップ

コンソメ（顆粒）

……大さじ1/2

作り方

1 ベーコンとレタスは短冊切りにする。

2 鍋にⒶとベーコンを入れて中火で熱し、煮立ったらレタスを加えてさっと煮る。

エスニック風混ぜごはんセット

たまには気分を変えて、エスニック料理はいかがでしょう。レモンの酸味が減塩ポイントなので、ひと絞りするのをお忘れなく。また、しめじなどのきのこ類には、カリウムがたくさん含まれています。

1人分あたり

エネルギー：523 kcal
塩分：2.3 g
カリウム：911 mg

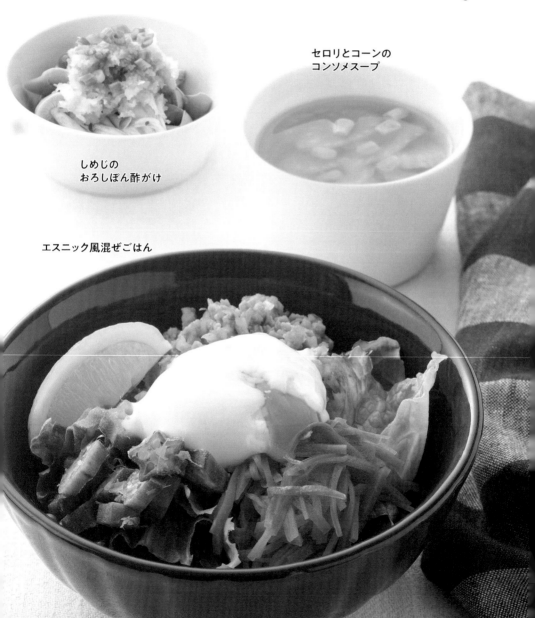

しめじの
おろしぽん酢がけ

セロリとコーンの
コンソメスープ

エスニック風混ぜごはん

エスニック風混ぜごはん

（1人分あたり）
エネルギー 480 kcal
塩分 0.9 g
カリウム 455 mg

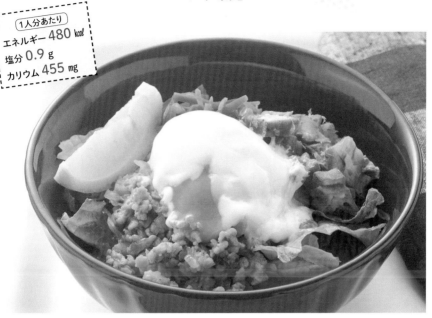

材料 （2人分）

鶏ひき肉……100g

玉ねぎ……1/4個

にんじん……1/4本

おくら……4本

サラダ油……小さじ1

Ⓐ オイスターソース……小さじ1
　スイートチリソース
　　……小さじ1
　しょうゆ……小さじ1/2
　砂糖……小さじ1/2

Ⓑ レモン汁……小さじ1
　こしょう……少々

かつお節……少々

ごはん……300g

サニーレタス……1枚

温泉卵……2個分

レモン……1/4個

作り方

1 玉ねぎはみじん切りにする。にんじんは千切りにし、ラップで包み、電子レンジで1分ほど加熱する。おくらのがくをむき、塩少々（分量外）をふって表面をこすり、水で洗う。沸騰した湯でゆで、輪切りにする。

2 フライパンにサラダ油を中火で熱し、ひき肉と玉ねぎを加えて炒める。Ⓐを加え、味をからめる。

3 ボウルににんじんとⒷを入れ、和える。おくらとかつお節を和える。

4 器にごはんを盛り、ひと口大にちぎったサニーレタスをのせる。2と3をのせ、上に温泉卵を割り入れる。くし形に切ったレモンを添える。

しめじのおろしぽん酢がけ

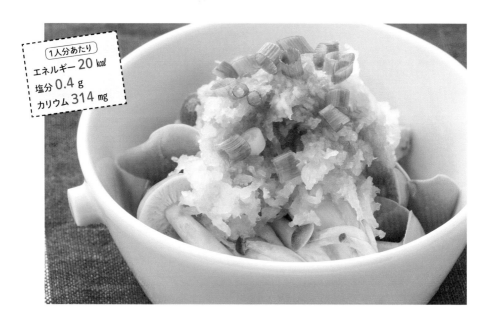

1人分あたり
エネルギー 20 kcal
塩分 0.4 g
カリウム 314 mg

材料 2人分

しめじ……100g
大根……3cm
ぽん酢しょうゆ……小さじ2
万能ねぎ……1/4本

作り方

1 しめじは石突きを取り、小房に分ける。耐熱ボウルに入れてラップをかけ、電子レンジで1分20秒ほど加熱する。

2 大根はすりおろし、水気を切る。

3 器に1と2を盛り、ぽん酢しょうゆをかけ、小口切りにした万能ねぎをちらす。

セロリとコーンのコンソメスープ

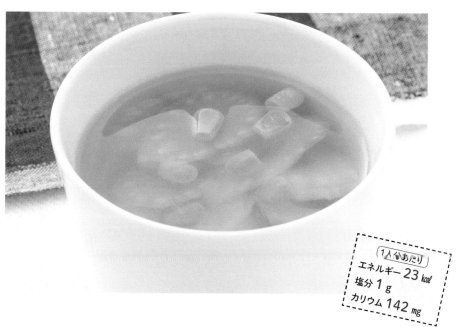

1人分あたり
エネルギー 23 kcal
塩分 1 g
カリウム 142 mg

材料 2人分

セロリ……1/2本

ホールコーン……30g

Ⓐ 水……1と1/4カップ

　 コンソメ（顆粒）

　　……大さじ1/2

作り方

1　セロリは薄切りにする。

2　鍋にⒶを入れて中火で熱し、煮立ったらセロリを加える。セロリに火が通ったら、コーンを加えてさっと煮る。

根菜とくずし豆腐の
彩りそぼろ飯セット

「肉や魚は胃に重たい」というときにおすすめの、豆腐をメインにした定食です。しょうがやだしのうま味がおいしさの決め手。カリウムが多く含まれている水菜や枝豆も一緒にどうぞ。

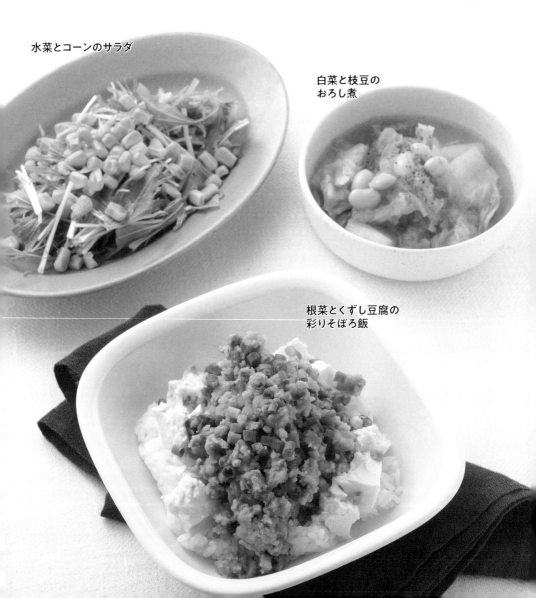

（1人分あたり）

エネルギー：544 kcal
塩分：2.4 g
カリウム：1101 mg

水菜とコーンのサラダ

白菜と枝豆の
おろし煮

根菜とくずし豆腐の
彩りそぼろ飯

根菜とくずし豆腐の彩りそぼろ飯

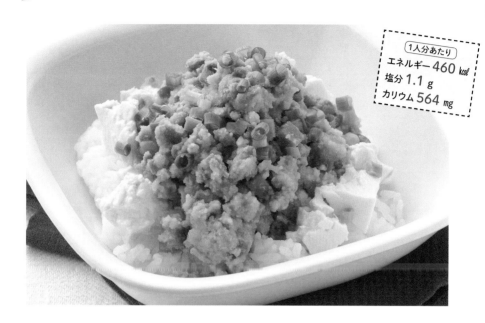

1人分あたり
エネルギー 460 kcal
塩分 1.1 g
カリウム 564 mg

材料 2人分

にんじん……1/4本

れんこん……50g

しょうが……1/2かけ

サラダ油……大さじ1/2

豚ひき肉……50g

生おから……50g

Ⓐ だし汁……1/2カップ
　 しょうゆ……小さじ2
　 砂糖……小さじ1/2

木綿豆腐……1/2丁

ごはん……300g

万能ねぎ……1本

作り方

1 にんじんとれんこんは1cm角に切る。しょうがはみじん切りにする。

2 フライパンにサラダ油としょうがを弱火で熱し、香りが出てきたら中火にし、ひき肉・にんじん・れんこんを加えて炒める。しんなりとしたら、おからを加えてさっと炒め、Ⓐを加える。

3 煮立ったら火を弱め、混ぜながら炒める。汁気がなくなったら、火を止める。

4 豆腐を耐熱皿に入れてラップをかけ、電子レンジで40秒ほど加熱する。水気を切り、細かくくずす。

5 器にごはんを盛り、4・3の順にのせ、小口切りにした万能ねぎをちらす。

白菜と枝豆のおろし煮

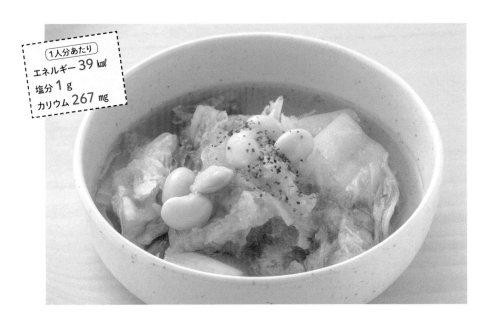

1人分あたり
エネルギー **39** kcal
塩分 **1** g
カリウム **267** mg

材料 （2人分）

冷凍ゆで枝豆……10さや
白菜……1枚
大根……2cm
しょうが……1/3かけ
Ⓐ 水……1/2カップ
　めんつゆ（3倍濃縮）
　　……大さじ1
一味唐辛子……少々

作り方

1 枝豆は解凍し、実を取り出す。白菜はひと口大に切る。大根はすりおろす。しょうがは千切りにする。

2 鍋に大根をおろし汁ごと入れ、しょうがとⒶを加えて中火にかける。煮立ったら白菜の軸を加え、しんなりとしたら、白菜の葉と枝豆を加えてさっと煮る。

3 器に盛り、お好みで一味唐辛子をふる。

水菜とコーンのサラダ

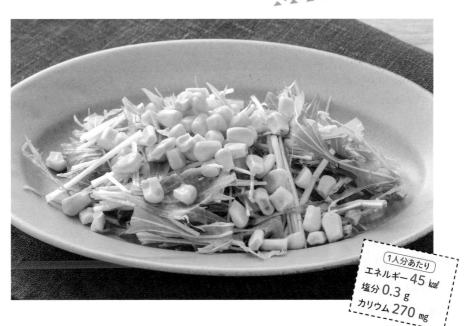

1人分あたり
エネルギー 45 kcal
塩分 0.3 g
カリウム 270 mg

材料 （2人分）

水菜……80g

ホールコーン……50g

Ⓐ ぽん酢しょうゆ
　　……大さじ1/2

　ごま油……小さじ1/2

作り方

1 水菜は4cm長さに切る。Ⓐを混ぜる。

2 器に水菜とコーンを盛り、Ⓐをかける。

豆腐の豚しゃぶのせ
ピリ辛ソースセット

豚肉をゆでているので、夏場の食欲がないときにもおすすめ。ごまの風味やラー油の辛味、長ねぎ、にんにく、しょうが（香味野菜）のしっかりした味が、減塩の物足りなさを感じさせません。

（1人分あたり）
エネルギー：584 kcal
塩分：1.6 g
カリウム：1223 mg

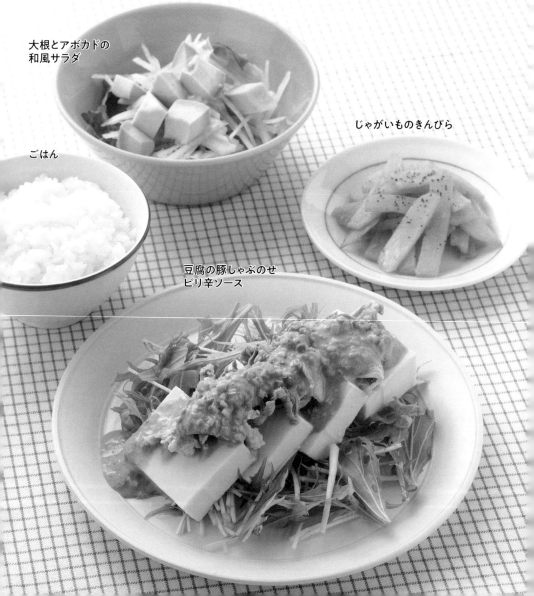

大根とアボカドの
和風サラダ

じゃがいものきんぴら

ごはん

豆腐の豚しゃぶのせ
ピリ辛ソース

豆腐の豚しゃぶのせ　ピリ辛ソース

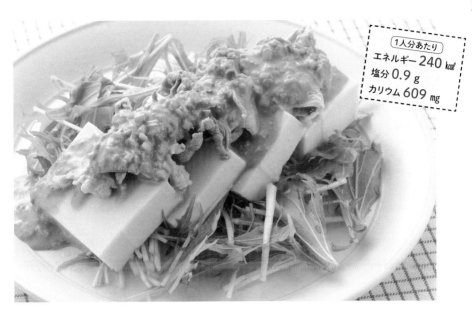

1人分あたり
エネルギー 240 kcal
塩分 0.9 g
カリウム 609 mg

材料 〔2人分〕

豚もも肉（しゃぶしゃぶ用）
　……100g
長ねぎ……1/8本
にんにく……1/4かけ
しょうが……1/4かけ
Ⓐ 無調整豆乳……小さじ4
　 練り白ごま……小さじ2
　 みそ……大さじ1/2
　 しょうゆ……小さじ1/2
　 ラー油……小さじ1/4
絹ごし豆腐……1丁
水菜……50g

作り方

1　長ねぎ・にんにく・しょうがはみじん切りにする。

2　ボウルにⒶを入れて混ぜ、1を加えて混ぜる。

3　沸騰した湯で豚肉を1枚ずつゆで、水にとって冷やす。豆腐は食べやすい大きさに切る。水菜は4cm長さに切る。

4　器に水菜を盛り、豆腐・豚肉の順にのせ、2をかける。

大根とアボカドの和風サラダ

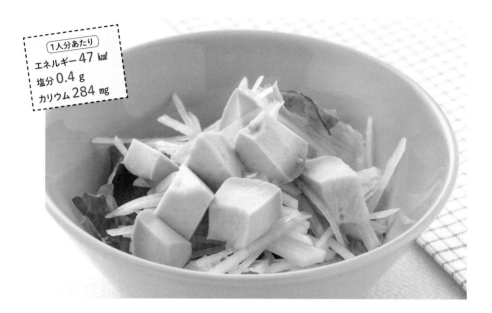

1人分あたり
エネルギー 47 kcal
塩分 0.4 g
カリウム 284 mg

材料 (2人分)

サニーレタス……1枚

大根……2cm

アボカド……1/4個

Ⓐ ぽん酢しょうゆ……小さじ2
　 練りわさび……小さじ1/4

作り方

1 サニーレタスはひと口大にちぎる。大根は千切りにする。アボカドは皮と種を取り、2cm角に切る。

2 器に1を盛り、混ぜたⒶをかける。

じゃがいものきんぴら

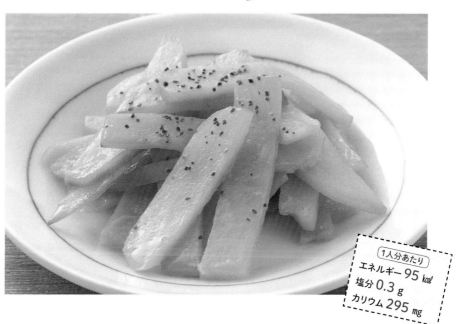

1人分あたり
エネルギー 95 kcal
塩分 0.3 g
カリウム 295 mg

材料 2人分

じゃがいも……1個

ごま油……小さじ2

Ⓐ 水……大さじ1

しょうゆ……小さじ2/3

みりん……小さじ1/2

一味唐辛子……少々

作り方

1 じゃがいもは皮をむき、短冊切りにする。

2 フライパンにごま油を中火で熱し、1を炒める。しんなりとしたらⒶを加え、水分が少なくなるまで炒める。お好みで一味唐辛子をふる。

ごはん120g 1人分

（1人分あたり　エネルギー：202kcal、塩分：0g、カリウム：35mg）

豆腐とエビの中華風玉子
あんかけセット

主菜、副菜ともに、ごまの風味を利かせることで、塩分控えめながら食べごたえのあるメニューになっています。さといもはカリウムの多いおすすめ食材なので、冷凍さといもを常備しておくのもいいですね。

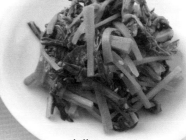

1人分あたり
エネルギー：531 kcal
塩分：2.5 g
カリウム：1155 mg

ごはん

さといものキムチ和え

春菊とにんじんの
ナムル

豆腐とエビの
中華風玉子あんかけ

豆腐とエビの中華風玉子あんかけ

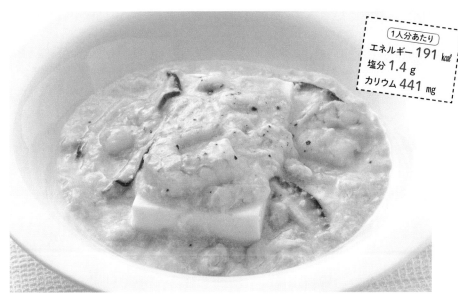

1人分あたり
エネルギー **191** kcal
塩分 **1.4** g
カリウム **441** mg

材料 2人分

冷凍ゆで枝豆……10さや

むきエビ……80g

しいたけ……1枚

しょうが……1/2かけ

Ⓐ 水……1カップ

　鶏がらスープの素（顆粒）
　　……大さじ1/2

　薄口しょうゆ……小さじ1/2

Ⓑ 片栗粉……小さじ2

　水……大さじ1

卵……1個

ごま油……小さじ1/4

絹ごし豆腐……1丁

粗挽きこしょう……少々

作り方

1 枝豆は解凍し、実を取り出す。エビは片栗粉（分量外）をもみこみ、洗って水気をふく。しいたけは軸を取り、薄切りにする。しょうがは千切りにする。

2 鍋にⒶとしょうがを入れて中火で熱し、煮立ったら、枝豆・エビ・しいたけを加える。エビに火が通ったら、いったん火を止め、混ぜたⒷを加えて混ぜる。再び中火にかけ、混ぜながらとろみをつける。溶いた卵をまわし入れ、ゆっくりとかき混ぜる。ごま油を加え、ひと混ぜする。

3 豆腐を半分に切り、耐熱ボウルに入れる。ラップをかけ、電子レンジで40秒ほど加熱する。

4 器に3を盛り、2をかけ、粗挽きこしょうをふる。

さといものキムチ和え

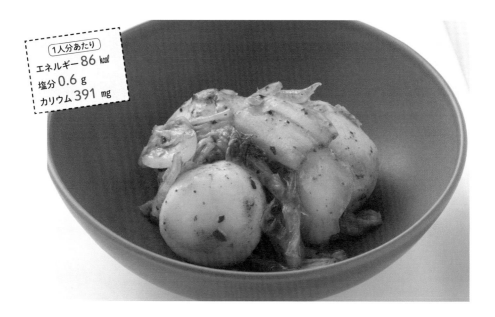

1人分あたり
エネルギー 86 kcal
塩分 0.6 g
カリウム 391 mg

材料 2人分

冷凍さといも……6個

Ⓐ 白菜キムチ……50g
　ごま油……小さじ1/2

作り方

1 さといもは冷凍のまま耐熱ボウルに入れて
　ラップをかけ、電子レンジで2分30秒〜3分
　30秒加熱する。ラップをかけたまま、粗熱を
　とる。

2 ボウルに1とⒶを入れ、和える。

春菊とにんじんのナムル

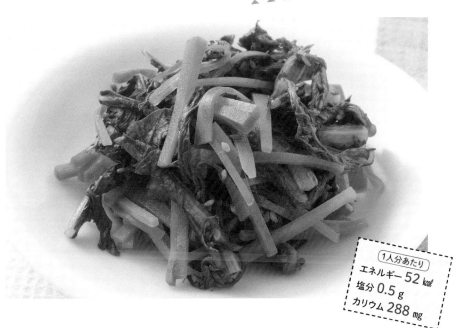

1人分あたり
エネルギー 52 *kcal*
塩分 0.5 g
カリウム 288 mg

材料 2人分

春菊……100g
にんじん……1/5本
Ⓐ ごま油……大さじ1/2
　 いり白ごま……小さじ1
　 塩……小さじ1/8

作り方

1 春菊は水洗いし、4cm長さに切る。にんじんは千切りにする。

2 耐熱皿に1を入れてラップをかけ、電子レンジで2分ほど加熱し、水気を切る。

3 ボウルにⒶを入れて混ぜ、2を加えて和える。

ごはん120g 1人分

（1人分あたり　エネルギー：202*kcal*、塩分：0g、カリウム：35mg）

77

トマトとアボカドのタコライスセット

減塩でもおいしい秘密は、にんにく（香味野菜）、豆板醤、カレー粉（スパイス）で味をしっかり出しているから。お酢を利かせたマリネは、塩分控えめを感じることなく、食がどんどん進む一品。

1人分あたり
エネルギー：576 kcal
塩分：2.5 g
カリウム：1008 mg

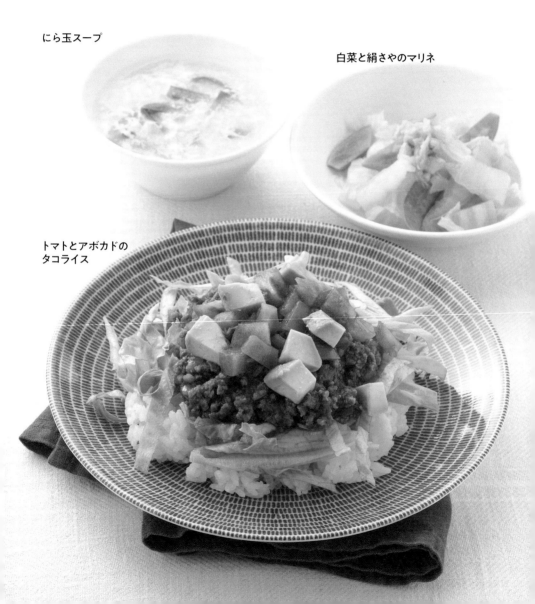

にら玉スープ

白菜と絹さやのマリネ

トマトとアボカドの
タコライス

トマトとアボカドのタコライス

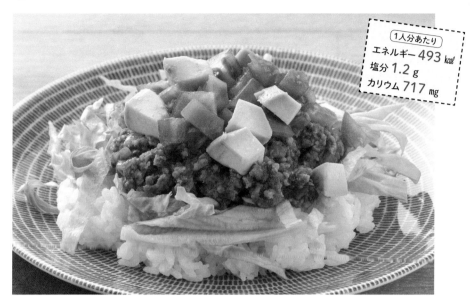

1人分あたり
エネルギー 493 kcal
塩分 1.2 g
カリウム 717 mg

材料 2人分

豚ひき肉……100g

玉ねぎ……1/4個

にんにく……1/2かけ

サラダ油……大さじ1/2

豆板醤……小さじ1/2

Ⓐ トマト水煮（カット）……100g

　 トマトケチャップ……大さじ1

　 カレー粉……小さじ1

　 ウスターソース

　　……小さじ1/2

　 塩……小さじ1/8

トマト……1/4個

アボカド……1/4個

レタス……2枚

ごはん……300g

作り方

1 玉ねぎとにんにくはみじん切りにする。

2 フライパンにサラダ油・1・豆板醤を入れて弱火に熱し、香りが出てきたら中火にし、ひき肉を加えて炒める。肉に火が通ったら、Ⓐを加えて5分ほど煮る。

3 トマトはへたを取り、角切りにする。アボカドは皮と種を取り、角切りにする。レタスは千切りにする。

4 器にごはんを盛り、レタス、2、トマト、アボカドの順にのせる。

白菜と絹さやのマリネ

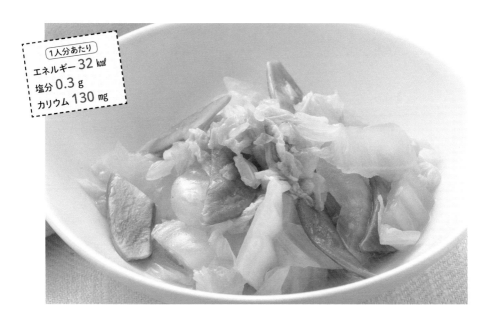

1人分あたり
エネルギー 32 kcal
塩分 0.3 g
カリウム 130 mg

材料 （2人分）

白菜……1枚

絹さや……6枚

Ⓐ 酢……大さじ1

オリーブ油……小さじ1

薄口しょうゆ……小さじ2/3

作り方

1 白菜は短冊切りにする。絹さやは筋を取り、半分に切る。

2 耐熱ボウルに1を入れてラップをかけ、電子レンジで2分30秒ほど加熱する。水気を切り、混ぜたⒶを加え、和える。

エネルギー 51 kcal

にら玉スープ

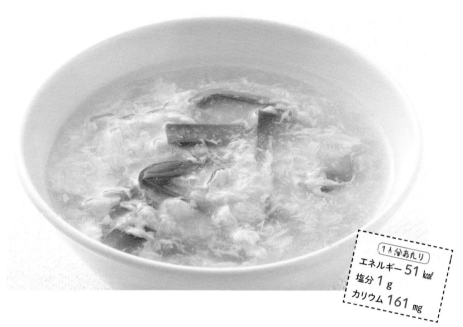

1人分あたり
エネルギー 51 kcal
塩分 1 g
カリウム 161 mg

材料 2人分

にら……50g

卵……1個

Ⓐ 水……1と1/4カップ

　鶏ガラスープの素（顆粒）

　　……大さじ1/2

Ⓑ 片栗粉……小さじ1

　水……小さじ2

作り方

1 にらは4cm長さに切る。

2 鍋にⒶを入れて中火で熱し、煮立ったら1を加える。再び煮立ったら混ぜたⒷをまわし入れ、とろみをつける。

3 溶いた卵をまわし入れ、ゆっくりとかき混ぜる。

野菜たっぷりドライカレーセット

煮込む時間が少ないドライカレーは、忙しいときにもピッタリ。トマトのうま味やカレー粉、一味唐辛子(スパイス)、にんにく(香味野菜)が減塩のポイント。カリウムの多いさつまいもは、炒めるだけでもおいしい。

1人分あたり	
エネルギー	580 kcal
塩分	2.2 g
カリウム	951 mg

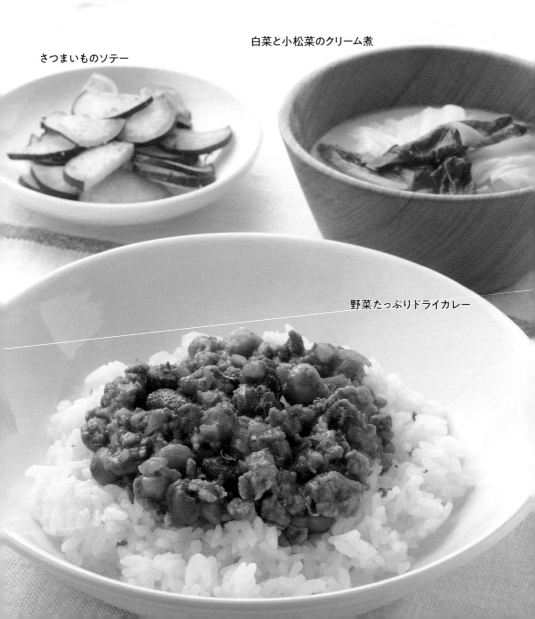

さつまいものソテー

白菜と小松菜のクリーム煮

野菜たっぷりドライカレー

野菜たっぷりドライカレー

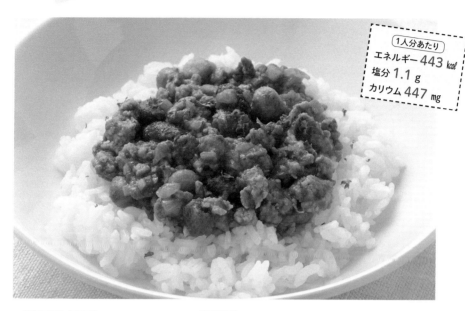

1人分あたり
エネルギー 443 kcal
塩分 1.1 g
カリウム 447 mg

材料 （2人分）

鶏ひき肉……100g
玉ねぎ……1/4個
にんじん……2cm
にんにく……1/2かけ
サラダ油……大さじ1/2
Ⓐ ミックス豆水煮（食塩無添加）
　　……50g
　トマト水煮（カット）……50g
　水……1/2カップ
　カレー粉……大さじ1
　コンソメ（顆粒）……小さじ1
　塩……小さじ1/8
　こしょう・一味唐辛子
　　……各少々
ごはん……300g
パセリ……少々

作り方

1　玉ねぎ・にんじん・にんにくはみじん切りにする。

2　フライパンにサラダ油と1を入れて弱火にかけ、香りが出てきたら中火にし、ひき肉を炒める。Ⓐを加え、水分がなくなるまで煮る。

3　器にごはんを盛り、2をのせる。みじん切りにしたパセリをちらす。

さつまいものソテー

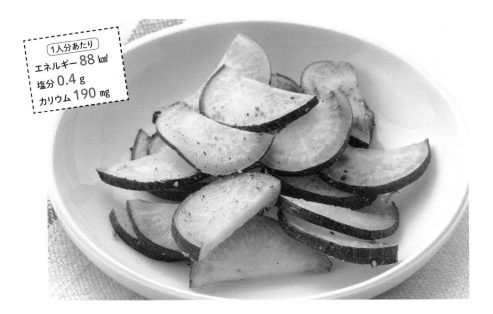

〔1人分あたり〕
エネルギー 88 kcal
塩分 0.4 g
カリウム 190 mg

材料 〔2人分〕

さつまいも……100g
オリーブ油……小さじ1
塩……小さじ1/8
粗挽きこしょう……少々

作り方

1 さつまいもは5mm厚さのいちょう切りにし、水に10分ほどさらし、水気を切る。

2 フライパンにオリーブ油を中火で熱し、1を炒め、火が通ったら塩と粗挽きこしょうを加えて混ぜる。

白菜と小松菜のクリーム煮

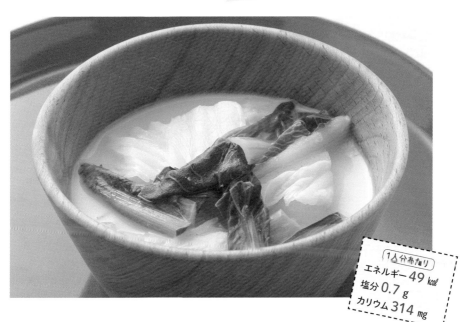

1人分あたり
エネルギー 49 kcal
塩分 0.7 g
カリウム 314 mg

材料 2人分

白菜……1枚
小松菜……50g
Ⓐ 水……1/2カップ
　 牛乳……1/2カップ
　 コンソメ（顆粒）……小さじ1

作り方

1 白菜はひと口大に切る。小松菜は4cm長さに切る。

2 鍋にⒶを入れて中火で熱し、煮立ったら白菜の軸を加える。しんなりとしたら、白菜の葉と小松菜を加え、さっと煮る。

山椒風味のペペロンチーノセット

パスタ部門では一番人気のメニュー。和食のイメージが強い山椒ですが、意外にパスタとも好相性。香味野菜であるセロリは、減塩に役立つだけでなく、カリウム豊富な優秀食材です。

1人分あたり

エネルギー：548 kcal
塩分：1.9 g
カリウム：950 mg

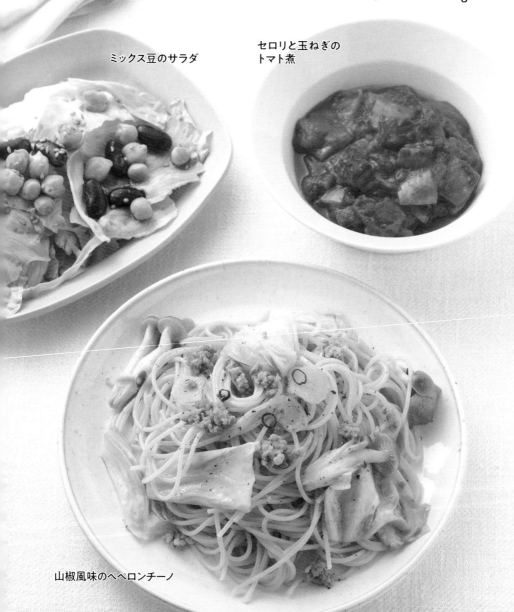

ミックス豆のサラダ

セロリと玉ねぎの
トマト煮

山椒風味のペペロンチーノ

山椒風味のペペロンチーノ

1人分あたり
エネルギー 444 kcal
塩分 1.4 g
カリウム 456 mg

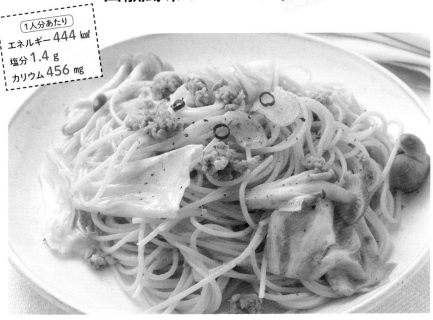

材料 2人分

豚ひき肉……50g

キャベツ……2枚

しめじ……40g

にんにく……1かけ

Ⓐ 赤唐辛子（輪切り）
　　……1本分

　オリーブ油……小さじ4

スパゲッティ……150g

Ⓑ 薄口しょうゆ……小さじ2

　山椒パウダー……小さじ1/2

　塩……小さじ1/8

粗挽きこしょう……少々

作り方

1 キャベツはひと口大に切る。しめじは石突きを取り、小房に分ける。にんにくは薄切りにする。

2 フライパンにⒶとにんにくを入れて弱火で熱し、香りが出てきたら中火にし、ひき肉を炒める。肉に火が通ったら、キャベツとしめじを加え、さらに炒める。

3 たっぷりの沸騰した湯に塩少々（分量外）を加え、スパゲッティを表示時間通りにゆで、ざるにとって水気を切る。

4 2に3とⒷを加え、からめながら炒める。

5 器に4を盛り、粗挽きこしょうをふる。

セロリと玉ねぎのトマト煮

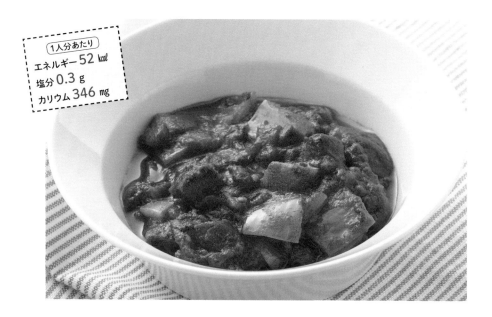

1人分あたり
エネルギー 52 kcal
塩分 0.3 g
カリウム 346 mg

材料 2人分

玉ねぎ……1/4個

セロリ……1/3本

オリーブ油……小さじ1

Ⓐ トマト水煮（カット）
　　……200 g

　コンソメ（顆粒）
　　……小さじ1/2

　こしょう……少々

作り方

1　玉ねぎは2cm角に切る。セロリはひと口大に切る。

2　小鍋にオリーブ油を中火で熱し、1を炒める。しんなりとしたら、Ⓐを加えて混ぜる。煮立ったら弱火にしてふたをのせ、10分ほど煮る。

ミックス豆のサラダ

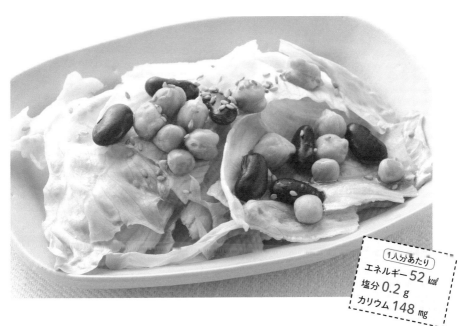

（1人分あたり）
エネルギー 52 kcal
塩分 0.2 g
カリウム 148 mg

材料 （2人分）

ミックス豆水煮（食塩無添加）
　……50g
レタス……2枚
Ⓐ 酢……小さじ2
　薄口しょうゆ……小さじ1/2
　ごま油……小さじ1/2
いり白ごま……小さじ1/2

作り方

1　レタスはひと口大にちぎる。Ⓐを混ぜる。

2　器にレタスを盛り、ミックス豆をのせる。Ⓐをまわしかけ、ごまをふる。

スパゲッティナポリタンセット

ナポリタンの減塩の秘訣は、しいたけのうま味。温野菜のオニオンディップは、玉ねぎで調味料をかさ増しすることで、塩分控えめを実現。キャベツとツナのサラダは、水煮缶を使いカロリーを抑えています。

（1人分あたり）
エネルギー：591 *kcal*
塩分：2.1 g
カリウム：1006 *mg*

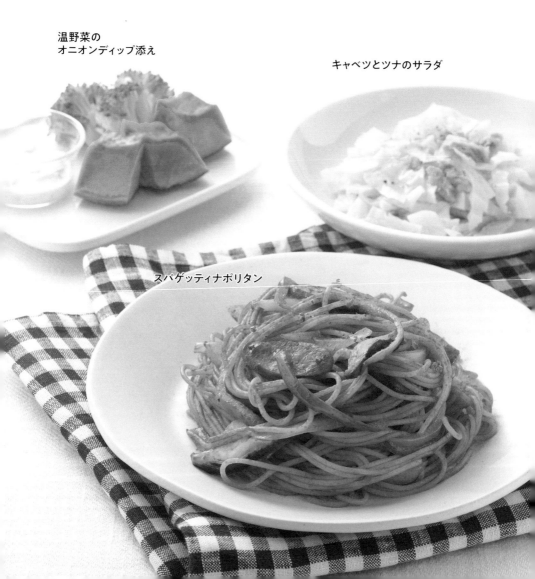

温野菜の
オニオンディップ添え

キャベツとツナのサラダ

スパゲッティナポリタン

スパゲッティナポリタン

1人分あたり
エネルギー 446 kcal
塩分 1.5 g
カリウム 455 mg

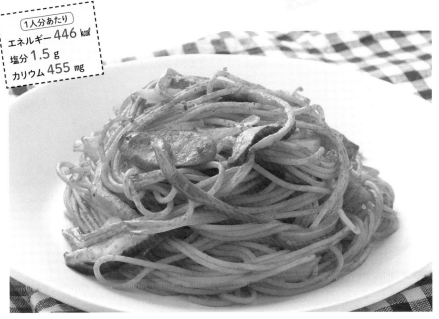

材料 2人分

ウインナー……2本
玉ねぎ……1/4個
ピーマン……1個
しいたけ……2枚
オリーブ油……大さじ1
スパゲッティ……150g
トマトケチャップ……大さじ4
パセリ……少々

作り方

1 ウインナーは斜め切りにする。玉ねぎは薄切りにする。ピーマンはへたと種を取り、細切りにする。しいたけは石突きを取り、薄切りにする。

2 フライパンにオリーブ油を中火で熱し、1を炒める。

3 たっぷりの沸騰した湯に塩少々(分量外)を加え、スパゲッティを表示時間通りにゆで、ざるにとって水気を切る。

4 2に3とケチャップを加え、からめながら炒める。

5 器に4を盛り、みじん切りにしたパセリをちらす。

温野菜のオニオンディップ添え

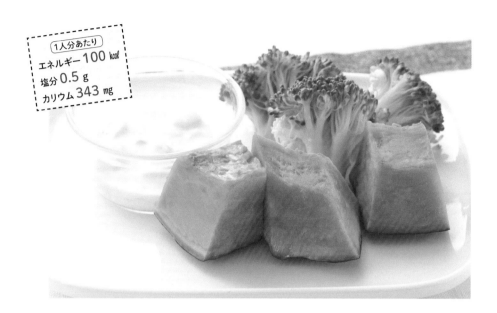

1人分あたり
エネルギー 100 kcal
塩分 0.5 g
カリウム 343 mg

材料 2人分

玉ねぎ……10g
かぼちゃ……100g
ブロッコリー……6房

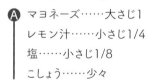 マヨネーズ……大さじ1
レモン汁……小さじ1/4
塩……小さじ1/8
こしょう……少々

作り方

1 玉ねぎはみじん切りにし、ラップで包み、電子レンジで10～20秒ほど加熱する。粗熱がとれたら、Ⓐと和える。

2 かぼちゃのわたと種を取り、ひと口大に切る。ラップで包み、電子レンジで1分30秒ほど加熱する。

3 ブロッコリーは小房に分けてラップで包み、電子レンジで30秒ほど加熱する。

4 器に2と3を盛り、1を添える。

キャベツとツナのサラダ

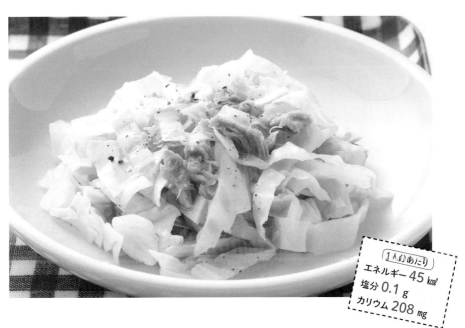

1人分あたり
エネルギー 45 kcal
塩分 0.1 g
カリウム 208 mg

材料 2人分

キャベツ……3枚

ツナ缶（水煮）……50g

Ⓐ 酢……小さじ2

　　オリーブ油……小さじ1/2

粗挽きこしょう……少々

作り方

1 キャベツは短冊切りにする。

2 耐熱ボウルに1を入れてラップをかけ、電子レンジで2分ほど加熱する。

3 ボウルにⒶを入れて混ぜ、2とツナを加えて和える。器に盛り、粗挽きこしょうをふる。

レシピ協力……エームサービス株式会社
料理制作………松尾みゆき
スタイリスト…髙橋ゆかり
撮影…………石田健一
本文デザイン…青木佐和子

著者紹介
オムロン ゼロイベントランチ プロジェクト

家庭用血圧計において世界の圧倒的なシェアを占める健康医療機器メーカー、オムロン ヘルスケア内のプロジェクトチーム。
高血圧に起因する脳卒中や心筋梗塞などの脳・心血管疾患（イベント）の発症ゼロを目指す「ゼロイベント」の事業ビジョンを、自分たちが実現すべく結成された。その活動の中から生まれた本社社員食堂の減塩レシピを、本書ではあますことなく公開している。

血圧を下げる新習慣
オムロン ヘルスケアの社員食堂レシピ

2020年 6月1日　第1刷

著　　　者	オムロン ゼロイベントランチ プロジェクト	
発　行　者	小澤源太郎	
責任編集	株式会社 プライム涌光	
	電話　編集部　03(3203)2850	
発行所	株式会社 青春出版社	

東京都新宿区若松町12番1号〒162-0056
振替番号　00190-7-98602
電話　営業部　03(3207)1916

印刷　大日本印刷　　　製本　フォーネット社

万一、落丁、乱丁がありました節は、お取りかえします。
ISBN978-4-413-11324-3 C0077
© Omron Zeroeventslunch Project 2020 Printed in Japan

本書の内容の一部あるいは全部を無断で複写（コピー）することは著作権法上認められている場合を除き、禁じられています。

ISBN978-4-413-11324-3
C0077 ¥1500E

定価：本体1500円＋税

青春出版社

客注
書店CD：187280　　06
コメント：77

受注日付：241204
受注Ｎｏ：120470
ＩＳＢＮ：9784413113243
　　　　　　　1／1
　　　　22　　　　　ココからはがして下さい

ヘルスケアの社員食堂レシピ

1食あたり塩分2.5g以下、カリウム900mg以上、エネルギー500kcal台

肉・魚・卵・豆腐・野菜・パスタ
減塩なのにおいしい！
飽きのこない日替わり定食20

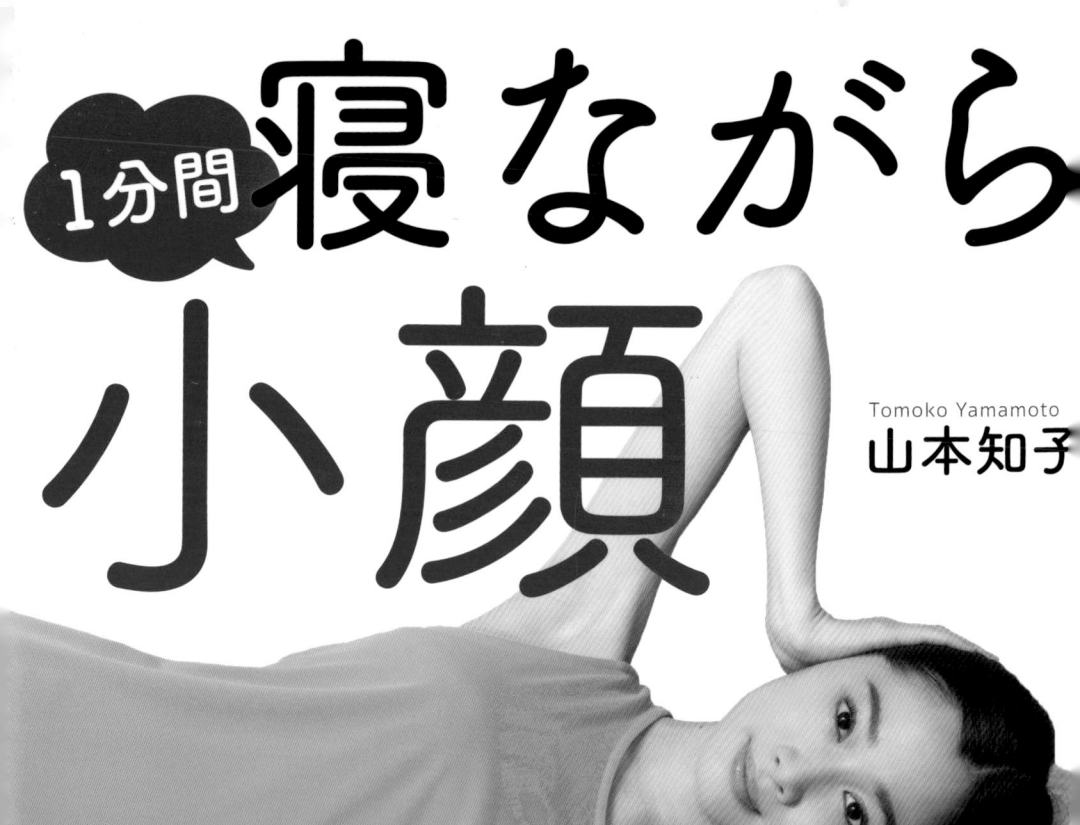

1分間 寝ながら

小顔

Tomoko Yamamoto
山本知子

エラ張り
広がった丸顔
しもぶくれ
埋もれた目・鼻
しわ・たるみ

…どんな顔の悩みにも

「小顔への近道！」
ターゲットを絞って
"効率よく" "気持ちよく"
理想の顔へ！

青春出版社

「"最小の○○を一"って考え方は最高に

なるほど…"最高の○○を作る"んじゃなくて

…ってことなのかな！